国家卫生健康委员会"十三五"规划教材

全国高等学校教材｜供听力与言语康复学专业用

人工听觉技术

主　　编　韩德民

副 主 编　高志强　吴　皓

编　　者　(以姓氏笔画为序)

李　轶　首都医科大学附属北京同仁医院

李永新　首都医科大学附属北京同仁医院

吴　皓　上海交通大学医学院附属第九人民医院

张　华　首都医科大学附属北京同仁医院

郑亿庆　中山大学孙逸仙纪念医院

赵守琴　首都医科大学附属北京同仁医院

钟时勋　重庆医科大学附属第一医院

夏　寅　首都医科大学附属北京天坛医院

徐　立　美国俄亥俄大学

高志强　北京协和医院

韩德民　首都医科大学附属北京同仁医院

鲜军舫　首都医科大学附属北京同仁医院

主编助理　李　轶　首都医科大学附属北京同仁医院

人民卫生出版社

图书在版编目（CIP）数据

人工听觉技术 / 韩德民主编. —北京：人民卫生
出版社, 2019
ISBN 978-7-117-29134-7

Ⅰ. ①人… Ⅱ. ①韩… Ⅲ. ①人工耳－医学院校－教
材 Ⅳ. ①R318.18

中国版本图书馆 CIP 数据核字（2019）第 245217 号

| 人卫智网 | www.ipmph.com | 医学教育、学术、考试、健康，购书智慧智能综合服务平台 |
| 人卫官网 | www.pmph.com | 人卫官方资讯发布平台 |

人工听觉技术

主 编：韩德民
出版发行：人民卫生出版社（中继线 010-59780011）
地 址：北京市朝阳区潘家园南里 19 号
邮 编：100021
E - mail：pmph @ pmph.com
购书热线：010-59787592 010-59787584 010-65264830
印 刷：北京铭成印刷有限公司
经 销：新华书店
开 本：787 × 1092 1/16 印张：8
字 数：175 千字
版 次：2019 年 12 月第 1 版 2019 年 12 月第 1 版第 1 次印刷
标准书号：ISBN 978-7-117-29134-7
定 价：78.00 元

打击盗版举报电话：010-59787491 E-mail：WQ @ pmph.com
质量问题联系电话：010-59787234 E-mail：zhiliang @ pmph.com

出版说明

为了深入贯彻教育部《国家中长期教育概况和发展规划纲要（2010—2020 年）》和国家卫生和计划生育委员会《国家医药卫生中长期人才发展规划（2011—2020 年）》，加快落实全国卫生健康大会精神和《"健康中国 2030"规划纲要》，满足人民日益增长的听力言语康复的健康需求，我国听力与言语康复学专业学科发展和人才培养迫在眉睫。2012 年教育部正式设立了"听力与言语康复学"专业（101008T）并将其纳入《普通高等学校本科专业目录》，这标志着听力学教育事业步入了更加正规化的发展模式。2015 年人力资源和社会保障部将"听力师"作为职业资格纳入了《中华人民共和国职业分类大典》，这标志着"听力师"将成为正式的国家职业需求。按照全国卫生健康工作方针、医教协同综合改革精神，以及传统媒体和新兴媒体深度融合发展的要求，通过对本科听力与言语康复学专业教学实际情况全面、深入而详细的调研，人民卫生出版社于 2016 年启动了全国高等学校本科听力与言语康复学专业第一轮规划教材的编写，同时本套教材被纳入国家卫生健康委员会"十三五"规划教材系列。

我国的听力与言语康复学专业教育历经二十余载的努力和探索，发展出了一条具有中国特色的听力与言语康复学专业人才培养道路。本套全国高等学校本科听力与言语康复学专业第一轮规划教材的启动，对于我国听力与言语康复学高等教育，以及听力与言语康复学专业的发展具有里程碑式的意义，对促进人民群众听力和言语康复健康至关重要，可谓功在当代、利在千秋。

本轮教材坚持中国特色的医学教材建设模式组织编写并高质量出版，即根据教育部培养目标、国家健康委员会用人要求，由国家卫生健康委员会领导，部委医教协同指导，全国高等医药教材研究会（学组）组织，相关教材评审委员会论证、规划和评审，知名院士、专家、教授指导、审定和把关，各大院校积极支持参与，专家教授认真负责编写，人民卫生出版社权威出版的八大环节共筑的中国特色医药教材建设体系，创新融合推进我国医药学教材建设工作。

全国高等学校本科听力与言语康复学专业第一轮规划教材的编写特点如下：

1. 深入调研，顶层设计 本套教材的前期调研论证覆盖了全国 12 个省（直辖市），20 所院校、医院和研究机构（涵盖 9 所招生院校，1 所停招生院校和 1 所拟招生院校），同时我们通过查阅文献政策和访谈专家院士形式，调研了听力与言语康复学专业教育体系较成熟的欧美国家现状。调研论证结果全面展现了我国听力与言语康复学专业学科发展现状、水平和质量，以及人才教育培养的理念、模式和问题，为全面启动并精准打造我国本专业领域首轮高质量规划教材奠定了基础。

2. 权威专家, 铸造原创 本套由知名院士领衔, 编写团队来自 16 所院校单位的 14 名主编、18 名副主编和 183 名编者组成。主编、副主编和编者均为长期从事一线教学和临床工作的听力学和言语康复学领域的著名专家, 经历了 2 年的编写, 期间反复审稿、多次易稿, 竭力打造了国内第一套原创性和学术价值极高的、总结丰富教学成果的本科听力与言语康复学专业教材。

3. 多次论证, 优化课程 经与国内外专家多次论证, 确定了本轮教材"11+2"的核心课程体系, 即 11 本理论教材和 2 本实训教材。11 本理论教材包括: ①《听力学基础》介绍物理声学、听觉解剖生理和心理声学的听力学理论知识; ②《耳鼻咽喉疾病概要》介绍听力与言语康复学相关的耳鼻咽喉疾病; ③《诊断听力学》介绍 8 项听力学与前庭功能检测技术; ④《小儿听力学》介绍儿童听觉言语发育、评估技术和听力康复内容; ⑤《康复听力学》介绍成人和儿童听觉言语康复训练相关内容; ⑥《助听器及其辅助设备》介绍助听器及其辅助设备原理和验配技术; ⑦《人工听觉技术》介绍人工耳蜗、人工中耳等人工听觉技术; ⑧《宏观听力学与市场营销学》介绍听力学相关宏观政策和市场营销内容; ⑨《言语科学基础》介绍言语科学、语音学、语言学相关理论; ⑩《言语康复学》介绍 9 项言语康复技术; ⑪《语言康复学》介绍语言康复学相关理论和技术。2 本实训教材包括: ①《听力学实训教程》介绍听力学和前庭功能检测实操技术, 含操作视频; ②《言语语言康复实训教程》介绍言语康复和语言康复的实操技术, 含操作视频。

4. 夯实理论, 强化实践 严格按照"三基、五性、三特定"原则编写教材。注重基本知识、基本理论、基本技能; 确保思想性、科学性、先进性、启发性、适用性; 明确特定目标、特定对象、特定限制。

5. 整体规划, 有机融合 本轮教材通过调整教材大纲, 加强各本教材主编之间的交流, 进行了内容优化、相互补充和有机融合, 力图从不同角度和侧重点进行诠释, 避免知识点的简单重复。

6. 纸数融合, 服务教学 本轮教材除了传统纸质部分外, 还构建了通过扫描教材中二维码可阅读的数字资源。全套教材每章均附习题, 2 本实训教材附实操视频, 供教师授课、学生学习和参考。

7. 严格质控, 打造精品 按照"九三一"质量控制体系, 编写和出版高质量的精品教材, 为行业的发展形成标准和引领, 为国家培养高质量的听力与言语康复学专业人才。

全国高等学校本科听力与言语康复学专业第一轮规划教材系列共 13 种, 将于 2019 年 12 月前全部出版发行, 融合教材的全部数字资源也将同步上线, 供春季教学使用。希望各位专家学者和读者朋友多提宝贵意见和建议, 以便我们逐步完善教材内容、提高教材质量, 为下一轮教材的修订工作建言献策。

全国高等学校听力与言语康复学教材
评审委员会

教材目录

1. 听力学基础	主 编	应 航	郝 昕
2. 耳鼻咽喉疾病概要	主 编	郑亿庆	
	副主编	赵守琴	
3. 诊断听力学	主 编	刘 博	
	副主编	杨海弟	
4. 助听器及其辅助设备	主 编	张 华	
	副主编	张建一	胡旭君
5. 人工听觉技术	主 编	韩德民	
	副主编	高志强	吴 皓
6. 康复听力学	主 编	龙 墨	
	副主编	孙喜斌	陈雪清
7. 小儿听力学	主 编	刘 莎	
	副主编	黄治物	刘玉和
8. 宏观听力学与市场营销学	主 编	王永华	
	副主编	黄丽辉	康厚墉
9. 听力学实训教程	主 编	王 硕	
	副主编	李 蕴	
10. 言语科学基础	主 编	万 勤	
11. 言语康复学	主 编	黄昭鸣	
	副主编	肖永涛	
12. 语言康复学	主 编	单春雷	
	副主编	刘巧云	席艳玲
13. 言语语言康复实训教程	主 编	万 萍	
	副主编	杜晓新	徐 文

序

听力和语言功能是人类生命历程中最重要的不可或缺的生理功能。在漫长的社会进化过程中，人类在与各种疾病的抗争中，对听力和语言的认知已经有了丰富积累，形成了专门学问，构成了知识传承的基石。

近百年来，社会学、生物学、临床医学专家在听力与言语学以及相关康复学研究方面做了大量工作，逐渐形成了比较系统的专业理论知识。深刻理解健康人听力与言语功能在社会生活的重要意义，才会对相关疾病带来的危害有正确的认知。

进入新世纪，在国家由温饱型社会向小康社会的转型进程中，在卫生与健康领域，维系健康、防病治病成为健康中国建设的重要任务。良好的听力与言语功能作为健康的核心标志，其重要性有了新的提升。

为适应社会的飞速发展，满足人民群众日益增长的医疗健康服务需求、满足医学人才教育、健康普及以及防病治病的客观需求，似乎被纳入边缘学科的听力与言语康复学，作为规划教材中不可缺少的重要组成呼之欲出。

在人民卫生出版社的统一组织安排下，我国首部听力与言语康复学专业教材编撰工作正式启动。我们整合了国家听力与言语康复学领域最有代表性的百余位专家，希望从听力学和言语康复学两个方面，完成这个具有历史意义的系列规划教材撰写任务。

作为一项世纪工程，听力与言语康复学专业13本教材代表了国家当今在该领域科研、临床、教学的最高水准。撰写中，专家们不仅注重了历史传承，而且注重了当今科学技术进步对学科发展的巨大影响，更关注了今后发展的大趋势，是一套具有时代特点的国家规划教材。希望这套新教材的出版发行，在国家听力与言语康复的标准化体系建设中，像一面高高飘扬的旗帜，带领学科进步，引领时代发展。

新时代新发展，大数据、互联网、人工智能带来的新技术新手段新方法日新月异。这套教材力求尽善完美，基于要求客观真实准确，囊括时代进步的完整知识结构，然而美中不足的感觉时隐时现，挥之不去，也许会留有缺憾。好在再版还有机会，尽善尽美的追求永远在路上……

韩德民

2019年9月

前　言

人类社会在有文化记载的历史长河中，"听力"常常被认为是创造智慧的来源。丧失听力，在森林法则的环境中意味着将失去生存机会。

步入文明社会，人们有了群体保护意识，听力损失虽然不会直接危害生命，但个体的生存质量以及社会活动却会因此受到严重影响。

临床医生通过技术手段尝试恢复听力的探索，最早可以追溯到19世纪70年代最基本的听力重建技术——鼓膜成形手术出现。20世纪初，科学家发明了电子助听器。到20世纪70年代末，医学技术不断进步、新科技手段方法日新月异，应用手术方法恢复传声结构受损所致听力损失的中耳听力重建手术，以及通过声信号放大弥补听力损失的助听器技术已经趋向成熟。

80年代初，随着电子技术、计算机技术、语音学、电生理学、材料学、耳显微外科学的发展，通过电信号刺激听神经末梢从而使重度、极重度听力损失患者恢复听力的设想才从实验研究进入临床应用。至此，具有时代特点的系列人工听觉技术问世。

1978年澳大利亚Graeme Clark教授在实验室研究的基础上将10通道人工耳蜗植入到两个病人体内使之获得有效听力，这标志着人类研究电刺激替代装置的探索获得成功。1981年Clark研究成果发展到22通道人工耳蜗。这种多通道、感应式信号传导到耳蜗内进行电刺激的人工耳蜗技术，1985年获FDA（美国食品药物监督管理局）批准用于成人，1990年用于儿童。"铁树开花，哑巴说话"的历史被重新改写。

1994年，我和一些中国学者受邀参观澳大利亚墨尔本大学人工耳蜗实验室，这项技术惊人的临床听力学效果惊醒了中国的听力学界。1995年5月北京协和医院完成了中国首例成人多通道人工耳蜗植入。次年3月北京同仁医院完成了我国首例儿童多通道人工耳蜗植入。从此，大批先天性听力损失儿童进入了有声世界，开始了新的生命历程。

2011年和2013年，国产人工耳蜗系统分别获得国家食品药品监督管理总局颁发的用于成人和儿童的注册证，国产人工耳蜗产品陆续进入临床。

以人工耳蜗植入技术为代表的当代人工听觉技术问世40余年来，全球70余万听力损失患者受益，我国受益患者人数也累积达到近8万人次。

以人工耳蜗为代表的人工听觉技术问世，推动传统耳科学从治疗传导性听力损失进入到解决感音神经性听力损失问题的新时代。对整个社会进步产生了巨大影响。其适应证逐渐扩展于：超低龄儿（最小5.5月龄）、青少年语前聋、成人感音神经性听力损失以及老年性听力损失；除了应用于双侧极重度听力损失外，还扩展应用于单侧听力损失、以及残余听力听力损失患者；在提高言语识别率的基础上可以形成双耳立体听觉，音乐感知能力、缓解耳鸣等作用也提到了功能拓展范围；此外，针对听神经病、听神经瘤病例，选择使用人工耳蜗技术也可以提高言语识别率；针对单侧耳蜗植入病例伴有对侧感音神经性听力损失患者，也可使用骨导助听器；也可以试探同侧有低频残余听力患者使用特殊电极植入刺激中高频区蜗神经末梢，低频区使用气导刺激，形成同侧声电联合刺激的智能机制；人工耳蜗技术实现适用于不同声调语言的分辨处理要求，路将不会很长。

进入 21 世纪后，为了满足不同程度、不同性质听力损失患者的需求，更是出现了振动声桥、骨桥、BAHA 等听觉植入装置，极大丰富了人工听觉技术的内涵。

随着大数据、互联网、人工智能技术的广泛应用，人工智能听觉时代已经来临，人类智慧将得到极大释放。模拟人耳、超越人耳、跨界智能组合等将使人工听觉技术进入一个崭新的发展阶段——全植入式，植入更多人工智能技术，与智能手机结合，通过人工听觉技术或许可以使听力损失患者获得强于正常人更多的听力体验。

这一天，不是梦，我们期待着。

本教材全面介绍了各类人工听觉技术，从绪论、助听器、听力重建、人工耳蜗植入、人工中耳植入、骨传导植入、中枢听觉植入 7 部分，分类讲述了各类人工听觉技术的发展历史、器械结构与工作原理、术前评估、技术介绍以及术后 / 配戴后调试和康复适应证。本教材的编者既有资深听力学专家，也有来自临床一线的知名耳鼻咽喉头颈外科教授，有较为丰富的教材编写经验。

本教材的每章前设有"本章目标"，把需要了解、熟悉和掌握的知识点提前交代，便于读者抓住重点进行学习。每章后面均有单选题、思考题，并提供解题思路，既对章节的内容进行总结又鼓励读者主动思考和复习。本教材适用于听力与言语康复学、临床医学专业学生的教学，也适用于耳鼻咽喉头颈外科医师及从业人员全面系统地了解各类人工听觉技术。

本教材的编写得到人民卫生出版社的支持，也得到了听力学前辈许时昂教授、言语康复学前辈中日友好医院康复医学科谢欲晓教授、北京宣武医院康复医学科汪洁教授等老师们的指导。在此一并致以真诚的感谢！

韩德民

2019 年 10 月

目　录

第一章　绪论——人工听觉技术发展史 ································· 1

第二章　助听器技术 ··· 4
　　一、助听器的主要部件 ··· 4
　　二、助听器的分类 ··· 4
　　三、助听器的验配 ··· 5
　　四、助听器双耳验配的重要性 ····································· 6

第三章　听力重建 ··· 7
　　一、听力重建的发展历史 ··· 7
　　二、听力重建的术前评估 ··· 7
　　三、常见听力重建的手术方式及其适应证 ··························· 8

第四章　人工耳蜗植入 ··· 10
　第一节　人工耳蜗的发展历史 ······································· 10
　第二节　人工耳蜗的结构及工作原理 ································· 12
　　一、人工耳蜗的结构 ··· 12
　　二、人工耳蜗的工作原理 ··· 16
　第三节　人工耳蜗植入前评估 ······································· 28
　　一、医学评估 ··· 28
　　二、听力学评估 ··· 30
　　三、言语和语言评估 ··· 31
　　四、影像学评估 ··· 33
　第四节　人工耳蜗植入技术 ··· 42
　　一、标准化人工耳蜗植入技术 ····································· 42
　　二、特殊情况人工耳蜗植入 ······································· 49
　第五节　人工耳蜗植入后调试、康复及效果评估 ····················· 52
　　一、人工耳蜗植入后调试及注意事项 ······························· 52
　　二、人工耳蜗植入后康复训练 ····································· 55
　　三、人工耳蜗植入后效果评估 ····································· 58

第五章　人工中耳植入··61

　第一节　振动声桥植入··61

　　一、振动声桥发展历史··61

　　二、振动声桥的结构与工作原理··62

　　三、振动声桥植入前评估··64

　　四、振动声桥植入技术··65

　　五、振动声桥植入后调试、康复及效果评估···77

　第二节　其他人工中耳植入装置··78

　　一、部分植入式人工中耳··78

　　二、全植入式人工中耳··79

第六章　骨传导植入··82

　第一节　骨锚式助听器植入··82

　　一、骨锚式助听器的发展历史··82

　　二、骨锚式助听器的结构与工作原理···83

　　三、骨锚式助听器植入前评估··84

　　四、骨锚式助听器植入技术···85

　　五、骨锚式助听器植入术后调试、康复及效果评估······································89

　第二节　骨桥植入···90

　　一、骨桥的发展历史··90

　　二、骨桥的结构与工作原理···92

　　三、骨桥植入前评估··94

　　四、骨桥植入技术···95

　　五、骨桥植入术后调试、康复及效果评估··98

第七章　中枢听觉植入··100

　第一节　听觉脑干植入··100

　　一、听觉脑干的发展历史··100

　　二、听觉脑干的结构与工作原理··101

　　三、听觉脑干植入术适应证与禁忌证···102

　　四、听觉脑干植入术前评估、手术流程及并发症处理···································103

　　五、听觉脑干植入技术展望···105

　第二节　听觉中脑植入··105

参考文献···107

索引···114

第一章

绪论——人工听觉技术发展史

本章目标

- 掌握人工听觉技术的概念。

人工听觉技术（auditory prostheses technology）包括听力重建、助听器以及人工耳蜗、振动声桥、BAHA、骨桥等，是指通过人工干预，以恢复或提高听力损失病人听觉能力的系列技术。广义上说，应该包括针对各类别听力损失患者开展的检查诊断以及错综复杂的临床治疗技术。

我国是人口大国，也是世界上听力言语残疾人口最多的国家。如何调动各种社会资源积极推进健康中国建设，针对大众健康，面向基层、面向农村，开展防聋治聋工作，是中国全面实现全面建成小康社会的重要任务之一。

自 2000 年"人工听觉技术"概念提出以来，人们对听力损失的系列诊疗方法的认知在人工听觉技术层面有了广泛的认同，这是时代进步的标志。有了这样的统一认知，我们整合国家优质医疗资源，形成标准化诊疗技术，在大数据、互联网以及人工智能技术的助力下，重心下移，帮扶培训县级医疗机构建立并形成标准化诊疗流程，广泛开展各个学科的标准化实用技术，弥补提升服务当地病患的学科专项技术能力。无论从哪个角度考量，终将是件功在千秋的大事。

人工听觉技术包含了一项系列临床诊疗技术，包含内容可谓丰富多彩，本书作者们试图能进行更加全面、系统的诠释，但限于篇幅，这里仅就其中核心技术做介绍。

听觉与人类的生存息息相关。早在古希腊时期，Empedocles 就将耳蜗描述为"κόχλος"，后来亚里士多德（Aristotle）认为耳蜗是一个共振腔，其内含的气体对外界声音有振动反应，其中气体减少将导致听力损失，先天性听力损失是由于该结构缺失所致。直到 16 世纪，人类才认识了中耳的听骨链、前庭窗以及蜗窗。18 世纪，Cotugno 描述了外淋巴液与 Scarpa 神经节，并系统阐述了耳蜗结构与听功能的关系。

直至 19 世纪，耳科学才逐渐蓬勃发展。1801 年，Astley Cooper 首次开展了鼓膜修补术。1885 年，Helmholtz 在 Du Verney 研究基础上系统描述了中耳听觉生理，奠定了目前的鼓室成形术的理论基础。19 世纪中期，Alfonso Corti 应用显微镜解剖技术，研究了 200 例动物与人的耳蜗后，发现了耳蜗 Corti 器是听觉感知的结构基础。到了 20 世纪，1928 年 Békésy 观察到耳蜗行波，1978 年 Kemp 观察到

1

耳声发射现象，1985 年，Brownell 发现了外毛细胞的主动运动，郑菁等于 2000 年克隆了外毛细胞运动蛋白 Prestin。至此，人类对听觉认知达到新的高度，如何有效提高听力，人人享有健康听力的权利成为 21 世纪践行"健康中国"战略的重要内容。综合利用大数据、互联网、物联网时代各项先进技术提高人工听觉技术水平，尤其面对老龄化社会、超老龄化社会的到来，有效提高老年性听力损失的防治水平，促进提高人类听力健康的整体水平，是时代进步提出的新要求。

我国在人工听觉技术方面有较早的经验。早在 2500 年前，《墨子·备穴》中对一种用于监听远方声音信号的"听瓮"使用方法有详细的说明。随着西方医学的引进以及医学水平的提高，在 20 世纪 50 年代，我国也开始开展听力重建手术。随着手术显微镜的应用和材料学的发展，人工听力重建技术也得到了长足的发展，目前已经成为治疗传音结构病变的主要手段。在助听器技术方面，于 20 世纪 60 年代天津成立了我国最早的助听器厂。北京市耳鼻咽喉研究所的邓元诚教授在 20 世纪 70 年代开展了国内首家助听器门诊，直至后来发展成中国聋儿康复研究中心（现更名为中国听力语言康复研究中心）。伴随计算机技术的发展，全数字助听器技术正得到迅猛发展。

对于极重度听力损失人群，助听器所能发挥的效能局限。直接电信号刺激蜗神经末梢的人工耳蜗技术有得天独厚的优势。早在 1800 年，电池发明者 Alessandro Volta 曾将通电的金属板放入耳内令人感知到类似开水样的声音。1934 年，苏联学者刺激听觉神经，1960 年，法国、德国、奥地利以及美国的耳科医生与工程师开始了大量的现代研究。1972 年美国 House-3M 单通道人工耳蜗成为第一代商品化装置。此后 William House、Ricardo Ferreira Bento 开展了脑干植入。随着电生理学、计算机信号处理技术、语音学、声学、临床听力学、微电子技术、材料学等多学科发展，1982 年澳大利亚 Nucleus22 型人工耳蜗通过 FDA 认可，成为全世界首先使用的多通道人工耳蜗装置，正式开启了当代获得正常听力的功能性人工耳蜗历程。

我国也早在 20 世纪 70—80 年代研制单通道人工耳蜗，并植入 1 000 余例。1995 年澳大利亚多导人工耳蜗技术被引入我国。1996 年首都医科大学附属北京同仁医院首次开展了儿童人工耳蜗植入手术，并开展临床听力学课程，1999 年中国残疾人联合会等十部委局共同确定 3 月 3 日为我国的爱耳日。2003 年在韩德民等的主导下，制订了我国人工耳蜗植入指南，推动了全国防聋技术的快速发展，引起了国际社会的广泛关注。2008 年世界卫生组织在北京市耳鼻咽喉科研究所设立了我国第一家防聋合作中心，落户首都医科大学附属北京同仁医院、北京市耳鼻咽喉科研究所。

随着人工听觉技术以及听觉机制认知不断深入，在人工听觉装置研制、手术适应证方面均有了新的拓展。首先，可以通过不同的换能器刺激听觉传导通路不同位置产生听觉，如通过骨桥连接鼓膜与镫骨足板或者镫骨足板开窗刺激外淋巴液将振动传递至内耳；骨导换能器将振动传递至内耳；将外界信号处理后刺激听骨链进而刺激外淋巴液；电信号刺激耳蜗神经末梢、蜗神经核、中脑下丘，甚至直接刺激听觉皮层产生听觉。其次，在手术适应证方面，随着对听觉皮层可塑性认知的深入，发展了声电联合刺激。人工耳蜗植入的适应证除了可提高双耳极重度听力损失患者言语识别率以外，还可拓展到抑制严重耳鸣、提高单侧极重度听力损失与传统助听器配合提高保留低频残余听力的高频极重度听力减退或者双侧听力损失不对称的人群一侧配戴助听器而对侧植入人工耳蜗，甚至双侧植入人工耳蜗。新近又发展了利用电刺激神经末梢技术治疗严重眩晕等。

　　人工耳蜗植入可以显著提高语前聋儿童以及成人语后聋患者的言语识别率，但是对于语言发展、音乐感知、声调语言识别仍然存在挑战。随着生物医学工程技术的发展，未来针对神经突触接的化学刺激产生的听觉可能更加真实、自然。由于激光多普勒测振技术发展，可在纳米水平检测到鼓膜及听骨链生理范围内振动，中耳力学基础上认知中耳传声机制以及补偿方法有巨大发展空间。骨导听觉机制认知、体内噪声控制机制、鼓膜的麦克风效应等中耳传声机制相关认知乃至应用，将有望研发出可应用于临床的全植入式麦克风技术，直至全植入式人工听觉装置。

（韩德民）

扫一扫，测一测

第二章 助听器技术

本章目标

- 掌握助听器的概念及分类。
- 了解助听器验配的转诊指标。

助听器（hearing aids）是一种将声信号放大并传入外耳道的弥补性装置（prosthetic device）。当今的电子助听器多采用集成电路（IC），而且由非常小的一次性钮扣式电池供电。有关助听器的工作原理、验配、验证与评估等详细知识，请参考教材《助听器及其辅助装置》。

一、助听器的主要部件

助听器的主要部件有三个：①受话器将接受到的声音振动转换成电脉冲传向放大器；②放大器将电信号放大并经过滤波器处理，传到耳机；③耳机再将电脉冲转换成声信号。以上部件均装配在塑料外壳内，而且通常有患者可以自己调节音量的开关。

二、助听器的分类

助听器的分类方法较多。

（一）根据助听器体积和使用时放置的位置分类

1. 耳背式助听器 耳背式（behind-the-ear，BTE）助听器形似小香蕉，挂于耳郭后上，耳机通过一个小管与耳甲腔内定制的耳模（earmold）相连。从轻度到深度听力损失均可以选用耳背式，尤其适用于儿童，耳郭的增长可以更换硬质或软质耳模。耳背式易于受出汗的影响，且声音传导的途径与正常人耳不一致。

2. 耳内式助听器 耳内式（in-the-ear，ITE）助听器的所有元件均镶嵌在定制的外壳内，恰好置于耳甲腔、耳甲艇和外耳道口。耳内式适合于轻度至重度听力损失。

3. 耳道式助听器 耳道式（in-the-canal，ITC）助听器的机体大部分放置在外耳道内，仅耳道口外露一小部分。耳道式适用于轻度至重度听力损失，而且也能基本满足患者的外观隐蔽需求。

4. 完全耳道式助听器 完全耳道式（completely-in-the-canal，CIC）助听器是助听器发展史上体积缩小的重大突破，机体全部放入外耳道，配戴时机身基本不可见。同时 CIC 还完全利用了耳郭和外耳道的自然声学特性，而且耳机开口接近鼓膜,声音的传递就更有效,也就需要较少的声音放大(CIC 比 ITE 自然增加了 15dB 的声音)。由于其位置深,所以选配时要慎重。鼓膜穿孔等常常是 CIC 的禁忌证。

5. 盒式助听器 盒式(body worn)助听器是将受话器、电池、放大器、音量开关等组装在盒内,放在衣袋中。耳机和耳模通过导线与盒子连接。其功率可以做的很大,适合于重度/深度损失患者。体积大,操作方便而适合于老人。其缺点是助听器与衣物摩擦产生噪音,影响正常收听使用。隐蔽性差,不符合听力损失者的爱美需求。

(二)按工作原理分类

1. 编程助听器 所谓"编程"即用电脑软件代替螺丝刀调节助听器的各种电声参数。数码编程技术可以应用于任何类型的助听器,其大体外观同传统助听器一样。编程助听器(programmable hearing aids)特点:①多记忆:便于患者在不同的环境下使用同一助听器;②分频段信号处理:充分适应患者的实际需要;③重新调整参数设置:对于那些听力状况变化较大或者对原参数不满意者,可以在使用一段时间后重新调节参数。

2. 数字式助听器 数字式助听器(digital hearing aids)是当今在技术上最先进的产品,主要是机芯和声处理方式(采用数字式信号处理)有别于传统常规助听器。数字式助听器提供了更加清晰的音质,更少的噪声干扰,更快的声处理速度,在噪声环境下更容易识别语言,可以自动化调节音量。

三、助听器的验配

助听器不能改变或改善听力损失的任何病理变化,更不能治愈听力损失,只能在一定的条件下改善患者交流的能力。任何能够通过声音放大帮助患者交流的情况,均可以视为使用助听器的适应证。95% 的助听器使用者为感音神经性听力损失患者。助听器选择的各种方法基于纯音听阈、舒适阈、不舒适阈和言语测听。常用的有各种比较法和各种公式计算,当代已将各种公式通过电脑来完成计算。通常鼓励双侧听力损失患者双耳使用助听器。

转诊指标:验配师在选配助听器时,在初诊过程中如果发现有以下问题,必须转诊耳鼻咽喉科。患者必须在接受医生诊治后再考虑是否可以验配助听器。

1. 短期内发生的听力损失,尤其是发生在半年以内者。

2. 快速进行性听力下降。

3. 耳痛。

4. 最近发生的或仅一侧耳鸣。

5. 不明原因的单侧或双侧明显不对称的听力损失。

6. 伴有眩晕者。

7. 伴有头痛者。

8. 任何原因的传导性听力损失。

9. 外耳、中耳炎症,无论有无溢液(流水或流脓)。

10. 外耳道有耵聍(超过 25% 的外耳道空间)或异物。

11. 外耳畸形(如外耳道闭锁、小耳郭等)。

临床上很少有一开始佩戴助听器就取得满意效果的情况，通常需经过一定时间的适应和调整的。评价助听器是否有效的方法有功能性增益、自我评估问卷、真耳插入增益、言语测听等，但是其中最重要的是患者自身的使用感受。使用助听器一段时间以后，绝大多数患者（或家人）都能够确定所选配的助听器是否改善了其听觉能力。

四、助听器双耳验配的重要性

临床实践中，常常有双耳听力损失患者因为各种原因希望验配单耳助听器或者暂时使用单耳助听器。理论上讲，除了有明确禁忌证的患者外，均应为听力损失者双耳验配助听器的优点如下：

1. 声源定向　双耳使用助听器可以增加患者的定向能力。

2. 改善噪声中言语辨别力　无论患者的双耳听力损失是否对称，同时使用两个助听器在安静和噪声环境中均比单耳使用能明显提高言语辨别率。

3. 消除头影效应　头影效应由于头颅的阻挡，当声音到达两耳时会使两耳处的声音强度不一致。言语中的高频成分由于波长短不易绕射过头颅，所以到达另一侧耳时其强度比低频成分衰减得要多（而高频声恰恰是理解言语中辅音的重要成分）。这样在近耳一侧和远耳一侧的强度差别使得双耳间的信噪比有很大差异。

4. 累加作用　对于重度或深度听力损失的患儿，双耳验配大增益助听器可以利用这种阈上累加作用，达到有效的舒适响度级。

5. 预防听觉剥夺/退化的作用　研究证明双耳刺激形成的关键期为 4～8 岁，这再次强调了听力损失患儿早期验配助听器的重要性。对成人的研究则发现双耳使用助听器 4～5 年后，其两耳的言语辨别率将保持稳定；而若单耳使用，4～5 年后无助侧的言语辨别率将下降。

6. 双耳掩蔽级差　研究表明，当两耳间言语声不同相而噪声同相时（言语和噪声反相位），言语辨别率最好。这在低信噪比的情况下更加明显。双耳助听器使用者在类似情形中也会改善言语听觉，但不如常人明显。

7. 缩短老年性听力损失患者的助听器适应期　当初次使用或更换助听器时，由于放大的声音与以前听到的声音不一样，患者需要一段适应期。这是由于听觉系统已经存在的声编码与新的编码不匹配所致。听力损失以后未使用助听器的时间越长，适应期也就越长。双耳助听器使用显然缩短了这个再学习过程并且患者也会觉得更容易。

因此，除非存在双耳助听器验配的禁忌证外，双耳听力损失（尤其是感音神经性听力损失）患者推荐进行双耳助听器验配。

（张　华）

扫一扫，测一测

听 力 重 建

本章目标

- 掌握听力重建的概念及手术类型。
- 了解各种听力重建手术的适应证。

听力重建（hearing reconstruction）是指应用手术方法改善由于不同原因或疾病引起的传音结构功能障碍所致的听力损失。正常的传音功能依赖于通畅的外耳道，正常的鼓膜，完整且活动的听骨链，功能正常的蜗窗和前庭窗，以及通畅的咽鼓管。传音通路上任一结构出现功能障碍，都可能导致不同程度的传导性听力损失，这都通过听力重建手术修复。手术类型包括：外耳道成形术、鼓膜成形术、听骨链成形术、镫骨手术及内耳开窗术。

一、听力重建的发展历史

1878 年 Berthold 提出通过组织移植术修复鼓膜穿孔，恢复鼓膜的完整性，提高听力，这就是鼓膜成形术，又称鼓膜修补术，这是最早也是最基本的听力重建术。第二次世界大战后，随着抗生素的广泛应用以及手术显微镜的使用和耳科显微手术器械的发明，听力重建术得到进一步发展。1953 年 Wullstein 和 Zollner 提出了鼓室成形术的五种分类，并将 Berthold 所称的鼓膜成形术列为鼓室成形术分类中的第 I 型。该分类方法提供了分析听骨链病变及重建中耳传音结构的标准，在听力重建的发展中具有划时代的意义。

移植物材料从早期的裂层皮片逐渐被包括颞肌筋膜在内的中胚层组织取代，颞肌筋膜是目前最常用的鼓膜修补材料。听骨赝复物的制作材料也历经聚乙烯、不锈钢、人工陶瓷等演变，发展到目前的钛，传音性能更佳，组织相容性更好。

二、听力重建的术前评估

由于病变累及的传音结构不同，所采用的手术方式各异，因此手术前应行全面的评估，包括病史采集、一般检查（包括耳部相关查体）、听功能相关检查、影像学检查等，如果合并感染还需要完善细菌学检查。术前评估内容如下。

（一）病史采集

医师详细地采集病史，询问病程长短、病情变化情况、治疗经过，问诊要点应包括听力、耳鸣、眩晕和耳漏的情况。还应全面了解患者既往史、个人史（包括传染病接触,职业暴露等)、婚姻史、月经史与生育史、家族史等。

（二）一般检查

查体可获得关于耳部病变最直观的资料,是制订手术方案的重要依据之一。

（三）咽鼓管功能检查

咽鼓管功能关系到鼓室成形术的效果尤其是远期疗效,听力重建术前必须对咽鼓管功能进行评估。咽鼓管功能检查包括定性检查和定量检查。

1. 定性检查法 临床上可以采用的有 Valsalva 法、Polizer 法、导管吹张法、Toynbee 法,这些方法简单易行,但精确度差。

2. 定量检查法 可使用声导抗测试检查咽鼓管功能,鼓膜完整时可选用:鼓室导纳曲线峰压点动态观察法、咽鼓管 - 鼓室测量法、Bluestone 九部压力平衡试验法和咽鼓管声测法。鼓膜穿孔时可选用正负压平衡试验和负压试验。

咽鼓管测压是近年来临床常用、较为简单的一种咽鼓管功能障碍的诊断方法,咽鼓管功能障碍 7 项问卷评分则是对咽鼓管功能评分系统的有效补充。

（四）听力学检查

听力重建术前必须进行听力学检查,以确定是否具有听力重建的适应证。纯音听阈测试可了解听力损失的程度和类型,还可用于评估手术效果,是最常用的听力学检查,同时还可根据传导性听力损失的程度预估听骨链的病变情况。一般而言,骨气导差 20dB 以内时,听骨链连接和活动度尚好;骨气导差在 20~40dB 时,听骨链连接部分中断或者活动欠佳骨气导差在 40dB 以上时,听骨链中断或固定。如果患耳为重度或极重度感音神经性听力损失,或患耳为骨气导差小于 20dB 的混合听力损失,即使行听力重建术也不能明显提高患者的实用听力。

（五）影像学检查

CT 对骨组织显影清晰,颞骨高分辨 CT 不仅能评估病变范围,还可了解听骨链的病变情况,指导术式的选择,术前的颞骨薄层 CT 是必不可少的检查。

MRI 软组织特性反映较好,可分辨细小软组织结构,常用于中耳、内耳道、侧颅底肿瘤的软组织病变检查,但不作为听力重建的常规术前检查。

（六）细菌学检查

若外耳道或中耳有脓性分泌物,行抗感染治疗前应取分泌物做细菌培养和药敏试验,以指导围术期抗生素使用。

三、常见听力重建的手术方式及其适应证

根据传音通路上病变部位的不同,可将听力重建术分为外耳道成形术、鼓膜成形术、听骨链成形术、镫骨手术及内耳开窗术。

（一）外耳道成形术

手术适应证:先天性和后天性外耳道狭窄或闭锁。

针对先天性外耳道狭窄/闭锁的外耳道成形术非常复杂,风险较高,是耳外科最困难的手术之一。对于双侧外耳道闭锁,目前一致认为应尽早干预,以减少双耳听力损失对言语发育的影响,但听力重建术并非唯一的干预方式。随着人工听觉技术的发展,骨锚式助听器、振动声桥、骨桥等多种设备都可以有效地改善外耳

道狭窄/闭锁患者的听力。因此，对于外耳道骨性狭窄/闭锁者，除合并胆脂瘤，否则应慎重行外耳道成形术，尤其是为提高听力而施行手术。目前对一侧听力正常的单侧外耳道狭窄/闭锁患者是否进行手术干预，还存在争议。

后天性外耳道狭窄/闭锁绝大多数由前期手术或长期慢性炎症导致，此外，耳道外伤（包括灼伤或化学伤、颞骨骨折等）、外生骨疣和外耳道骨瘤、外耳道胆脂瘤等也可引起外耳道狭窄或闭锁，导致传导性听力损失。

（二）鼓膜成形术

对穿孔的鼓膜施行鼓膜成形术，目的有二：①恢复鼓膜的屏障作用，分隔鼓室与外界；②纠正穿孔造成的传导性听力损失。

手术适应证：鼓膜中央性穿孔，鼓室内炎症控制良好，鼓室黏膜无广泛鳞状上皮化生，咽鼓管功能正常，颞骨CT显示鼓室及乳突正常。

（三）听骨链成形术

听骨链连接鼓膜和内耳，其病变可导致传导性听力损失。在去除中耳病变后，为了重建中耳传声系统，常常需要施行伴或不伴鼓膜修补的听骨链成形术。听骨链成形方式一般分为以下两种：①当镫骨足板活动，镫骨上结构存在时，可使用自体听骨或部分听骨赝复物进行听骨链成形；②若镫骨上结构缺如，则需要使用全听骨赝复物进行听力重建。

手术适应证：中耳炎、中耳良性肿瘤、先天性中耳畸形或外伤所致听骨链异常，无镫骨固定，听力损失为传导性或混合性。

（四）镫骨手术及内耳开窗术

如果存在镫骨足板固定，导致声波不能经听骨链传入内耳，需要施行镫骨手术。镫骨手术包括镫骨撼动术和镫骨切除术，前者因为远期疗效差，现已很少采用；后者包括镫骨全切除术、镫骨部分切除术和镫骨足板造孔术，因镫骨足板造孔术对前庭窗的创伤较小，效果好，术后反应轻，是目前应用最为广泛的术式。

内耳开窗术（或称外半规管开窗术），是通过在骨性半规管造一小窗，使声波改道传入内耳，以提高患者的听力。此类手术风险高，术后听力效果并不理想，随着人工镫骨手术技术的成熟及人工听觉植入产品的出现，已基本被逐渐取代。

（五）镫骨手术适应证

耳硬化症所致传导性听力损失，言语频率（500Hz、1 000Hz、2 000Hz、4 000Hz）的平均气骨导差≥40dB；耳硬化症所致混合性听力损失，言语频率气骨导差大于20dB小于40dB；鼓室硬化症所致镫骨固定，鼓膜完整；先天性镫骨畸形所致镫骨足板固定。

（李　轶）

扫一扫，测一测

第四章 人工耳蜗植入

本章目标

- 掌握人工耳蜗的结构,工作原理,手术适应证和禁忌证。
- 熟练掌握人工耳蜗植入前、后听力学评估及术后调试注意事项。
- 了解人工耳蜗植入流程及手术操作,人工耳蜗植入的绝对禁忌证的影像学表现。

第一节 人工耳蜗的发展历史

人工耳蜗(cochlear implant)是根据耳蜗生理原理开发的一种电子仿生装置,它可以弥补病变受损的听觉毛细胞的功能,由体外声音处理器将声音转换为一定编码形式的电信号传入人体的耳蜗,通过植入体内的电极系统刺激分布在那里的听神经纤维,直接兴奋听神经,实现重建听力损失者听功能的目的。

对于重度、极重度听力损失患者者,由于其内耳毛细胞的退化或凋亡,故助听器很难提高语言接受或分辨能力。人工耳蜗是目前目前广泛认可能使双侧重度或极重度感音神经性听力损失患者恢复听觉的唯一有效装置。

200 多年前,针对重度几乎失去听力的听力损失者,已经有学者开始研究如何把外界声音转化为电信号直接刺激听神经末梢来恢复患者的听觉。局限于当时的技术,这种设想经历了 150 多年的历程,直到近 20 世纪 80 年代,随着电子技术、计算机技术、语音学、电生理学、材料学、耳显微外科学的发展,人工耳蜗才得以飞速进展,从实验研究进入临床应用。

早在 1800 年,意大利学者 Volta 发现电刺激正常耳可以产生听觉。Volt 用两根金属小棒插入自己双侧外耳道,在两根金属小棒间接通约 50V 电压的电流。当接通的一瞬间有头部受打击感,随之听到一种类似沸煮的声音。在这以后的 50 年间,人们还做了一些实验,但是只能得到单调的声音。

1930 年,美国学者 Wever 和 Bray 发现,把记录电极插到猫的听神经上,并对着猫的耳朵说话,把听神经上记录到神经电位波形放大可以看到言语声波形再现,如果把这种波形的电流输入扬声器,就可以听到对着猫耳朵所说的单词。

1936 年,俄国科学家研究了交流电刺激对听觉的作用,发现交流电可以产生正常频率范围的声音,去除鼓膜和听小骨以后,这种声音依然存在,说明耳蜗是主要的受刺激的部位。

1950 年，Lundberg 在手术时首次对人类听神经做了直接刺激，患者感觉到有噪声。然而，虽然经过了数十年研究，直到 20 世纪 50 年代，临床医生对完全听力损失患者还是束手无策。

1957 年 2 月，法国医生 Charles Eyries 跨出了历史性的第一步，他在术中在一名听力损失患者一侧颞肌埋入一个小的感应线圈，将与线圈相连的引线一端放置在听神经上，引线的另一端包埋在肌肉内作为参考电极。术后 3 天用外部感应线圈把调制波送到内部感应线圈。患者可以听到声音，并且当改变刺激信号频率时，可以感觉到音调明显不同。虽然患者最终对听力改善的效果不满意并要求取出植入体，但 Charles Eyries 及其同事、物理学家仍然认为这是一种很有前景的方法。

1961 年，美国洛杉矶的耳科医师 William House 进行了新的尝试。为了提高患者的言语识别率，他在沿电极的长轴分成五个部分刺激耳蜗，每部分分别接收特定的频率。然而，装置的限制再一次让 William House 不得不取出植入体，同时暂时停止了这项工作。

1964 年，美国 Doyle 等人制作了由四个电极组成的一组电极并插入耳蜗，患者可以复述听到的词汇。

1965 年，Simmons 等人把 6 个电极插入蜗轴内研究电刺激信号速率和强度变化时患者感受到的变化。用不同的电极在不同部位刺激时，患者可以感受到不同的音调。当刺激速率小于 300 脉冲波 /s 时，患者可以感受到刺激速率变化所带来的音调变化。

1968 年，美国旧金山 California 大学的 Michelson 等人研究发现耳蜗内的电极可以长期并安全的工作。

到了 20 世纪 70 年代早期，植入性起搏器的成功标志着生物技术的成功。美国学者 William House 开始研究单通道电极，这意味着将有可能提高频率分辨的多通道电极简化为单通道电极，促进可携带的刺激装置向临床应用转化。这种简单的装置很快成为一种听力损失患者有效的替代品。3M 公司购买了单通道人工耳蜗技术并开始生产 3M-House 单通道人工耳蜗，1984 年此款人工耳蜗通过了美国美国食品药品监督管理局（Food and Drug Administration，FDA）认证，并应用于数百位患者。这是世界上第一个进入市场并得到美国 FDA 批准使用的人工耳蜗。但随着多通道人工耳蜗的研发，1987 年 3M 公司停止了单通道人工耳蜗产品的生产。Utah 大学亦开发了一套穿皮插销式的 6 电极耳蜗，并应用于数百名听力损失者，这款人工耳蜗被称作 Ineraid 或 Symbion 装置，它很好地适应了实验应用的需要。比利时的 Antwerp 大学开发的 Laura 系统可以传递 8 通道双极性或 15 通道单极性刺激信息。法国的 MXM 实验室也开发了一个 15 通道性装置 Digisonic MX20。由于听觉功能恢复的局限性，这些产品后来都逐渐被淘汰。

与此同时，澳大利亚、英国和德国学者也在进行人工耳蜗的研发工作。1978 年澳大利亚学者 Clark 在实验室中研制了 10 通道的人工耳蜗，并植入两名患者体内，这标志着人类研究电刺激替代装置在人类医学领域的成功探索。1981 年澳大利亚 Cochlear 公司成立，1981 年使用 Clark 的研究成果进而发展到 22 导联，用于临床的人工耳蜗。这是一种多通道、感应式信号传递的、耳蜗内进行电刺激的人工耳蜗。1985 年，多通道人工耳蜗得到美国 FDA 批准可用于成人，1990 年 FDA 批准其可用于儿童。人工耳蜗在儿童的应用使其应用范围大大扩大，对耳蜗的商业和社会意义都起到很大的促进作用。

中国的人工耳蜗的研制工作起始于 20 世纪 70 年代末和 80 年代初，北京协和医院、复旦大学附属眼耳鼻喉科医院、中国人民解放军 473 医院、陕西省人民医院、暨南大学医学部、中国医学科学院基础医学研究所分别进行了人工耳蜗的研制工作，有蜗内电极的单通道及多通道插座式、单通道及多通道感应式，此外还有蜗外电极。但由于效果不够理想以及感染等问题，到 20 世纪 90 年代初，国产的人工耳蜗较少使用。

1995 年 5 月，在北京协和医院完成了中国首例成人多通道人工耳蜗植入。1997 年 3 月，韩德民教授在首都医科大学附属北京同仁医院主刀完成了我国首例儿童多通道人工耳蜗植入术。从此，多通道人工耳蜗植入手术逐渐在国内被推广，使得一大批先天性听力损失患儿重获听力。

自 1995 年以来的十余年间，我国人工耳蜗市场的植入产品基本来自国外。21 世纪以来，国内人工耳蜗产品陆续上市：诺尔康人工耳蜗系统于 2011 年和 2013 年分别获得国家食品药品监督管理总局颁发的针对 6 岁以上以及 6 岁以下患者的注册证。之后，沈阳爱益声、上海力声特 REZ-Ⅰ 等国产人工耳蜗产品陆续应用于临床。

从 1978 年人工耳蜗在澳大利亚的成功植入，至今历经 40 年，全球约 70 万听力损失患者受益。多通道人工耳蜗技术也在继续发展成熟，包括增加电极数量，改进电极形状，减少耗电，言语处理方案多样化，声音处理器的微型化等一系列改进；相关听觉康复技术和术后听觉言语训练水平的不断提高，手术适应证也在进一步扩大。国内市场上常见的人工耳蜗品牌有：澳大利亚 Cochlear、奥地利 MED-EL、美国 Advanced Bionics 公司的 Clarion，以及我国浙江诺尔康公司的产品。我国接受人工耳蜗植入的患者人数也累计达到 7 万人。

人工耳蜗是现代医学的重要成果之一，是听力学、耳科学、生物医学、微电子学、材料学、机械学相结合的跨多学科的高新技术产品，人工耳蜗的出现，把耳科学从治疗传导性听力损失推进到治疗感音性听力损失问题的新时代。

第二节 人工耳蜗的结构及工作原理

一、人工耳蜗的结构

人工耳蜗的构造分为体外和体内两大部分：体外包括麦克风、声音处理器、传输线圈、电池及电池仓等部分；体内部分包括内线圈、接收刺激器、刺激电极等（图 4-2-1）。首先，麦克风拾取声信号，声音处理器对拾取的声音信号进行分析、处理、编码，并决定如何刺激人体耳蜗内的各电极。声音处理器的指令及电能通过无线电方式直接传入体内（图 4-2-1）。

埋入的接收刺激器对传入的无线电进行解码，并将声音处理器的指令和电能

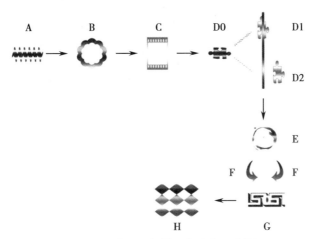

图 4-2-1 人工耳蜗的工作流程示意图

声号（A）被麦克风（B）拾取并传给声音处理器（C）进行分析，得到编码信号（D0），后者通过无线电方式传入埋植于体内的电极（E）。电极刺激引起听神经反应并经中枢听觉传导通路（F）传至大脑听觉皮层（G），从而引起听觉及相应的行为活动（H）

转换成相应的电刺激送往埋植于耳蜗内的电极。最后，从电极处产生刺激电流作用于螺旋神经节细胞的突起或者细胞体，后者在电刺激的作用下产生神经动作电位，经听神经中枢端传入脑干的耳蜗核，并经中枢听觉传导通路传入听觉皮层，产生听觉。

下面将对人工耳蜗各部分的结构进行详细介绍。

（一）麦克风

人工耳蜗系统所用的麦克风（microphone）通常置于耳背式单元上或头片上（图 4-2-2）。另外，有一种分离的别针型麦克风可直接插入声音处理器，有助于收集离人工耳蜗佩戴者有一定距离的说话声。人工耳蜗系统的麦克风除了体积微小外，还必须具备较宽的频响反应，但对低频声音的反应有限，以免放大头颈部活动或行走、跑步等运动时产生的干扰噪声。

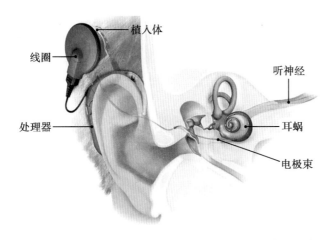

图 4-2-2 人工耳蜗系统各构成部分及其与人外周听觉系统的相对位置关系

13

传统麦克风对声音收集的方向选择为全向型，而随着方向型麦克风或多个麦克风系统在助听器的成熟推广，其在人工耳蜗中的应用也逐渐成为主流。方向型麦克风有助于收集麦克风敏感方向的声音，并削弱非敏感方向的噪声影响，有益于在嘈杂的环境里听取某一方向的声音。多个麦克风系统利用不同麦克风收集的声音相位的细微差别来增益某个方向的声音，并削弱其他方向的声音。以两个麦克风为例，当声音在两麦克风的正前方，那么两麦克风的输出相位一致，相加的结果是信号增强一倍；当声音来自其他其他方位时，两麦克风的输出相位不一致，相加的结果是信号减弱。

除了通过麦克风提取声信号外，在某些情况下，电信号可以被直接送往声音处理器，例如，电视、音响系统和移动电话等都带有耳机输出接口，通过特殊的连线，信号可直接经声音处理器上的声音输入插口传入声音处理器。为帮助人工耳蜗患者使用电话，人工耳蜗公司设计有专门从电话线插口到处理器声音输入口的转换器。另外，外置或内置的感应线圈也可接收电话机上线圈的电磁场能量，将信号直接传到处理器。此外，市场上供应的其他辅助听觉装置，如调频 FM 系统、红外线助听系统、感应线圈系统等，都可与人工耳蜗的声音输入口配合使用，以提高信/噪比，减少失真或干扰。

随着人工耳蜗使用人群的逐渐增多和人工耳蜗使用时间的累积，其体外部分的不便性在日常生活中渐渐暴露出来：①体外机外观上的可见性会让使用者产生与他人的"差异感"，造成自卑等心理问题及社交障碍；②体外机依赖电池供电且固定于体表，很大程度上影响了使用者进行体育运动、洗澡、睡眠等日常生活的灵活性和舒适度。为了解决这些问题，国内外专家开始研发全植入式人工耳蜗（totally/fully implantable cochlear implant，TICI/FICI），"全植入"即实现体外部分（电池及电池仓、声音处理器、麦克风）的可植入化。目前，可植入式和声音处理器已有应用于临床产品，而可植入式麦克风（传感器）仍是实现"全植入式"的难点。根据信号的转化原理，开发和传感器植入位置的不同，主要有以下几个设计思路：

（1）传感器植入于外耳（如外耳道后壁皮下；外耳道后壁与鼓膜交界处；耳后皮下），利用电磁铁传感器、驻极体传感器及膜式传感器等传感方式进行声波的传导。

（2）传感器植入于中耳，传感器拾取声波传导至中耳引起的听小骨的振动。

（3）传感器植入于内耳，利用压电换能材料模仿人耳的耳蜗基底膜，产生的电信号直接刺激毛细胞和螺旋神经节。

（二）声音处理器

言语处理器的作用主要是将传来的声音信息进行分析，并转换成电刺激以刺激听神经。其工作原理是将声音进行滤波分析并且数字化为编码信号；将编码信号传送到传输线圈。传输线圈将编码信号以调频信号的形式传入位于皮下的植入体的接收刺激器。植入体对数字信息进行进一步解码，并生成相应的电脉冲，发送到耳蜗内的电极。电信号通过刺激听神经将信息传递到大脑听觉皮层，并被识别。声音处理器内的言语处理方案是实现提取言语信息并产生适宜电刺激的关键。通过改良言语处理系统，可以实现对声音响度、音调的调节，对噪声信号的消除等，从而提高植入者在各种声音环境下的言语识别率和音质感受效果。

声音处理器通常有两种形式：体携式（body-worn）和耳背式（behind-the-ear，BTE）。耳背式体积小、重量轻、隐蔽、无较长的连线，这些都是优于体携式的方面，但耳背式能储存的程序数或可调解参数少于体携式，故有可能不能充分满足患者言语感受的需要。

声音处理器都以电池供能，体携式用 AA 号电池或专门的充电电池，耳背式用助听器电池或专门的充电电池。电池寿命随着低耗能集成电路技术的发展而逐步延长。微型集成电路的进一步发展更加促进了声音处理器处理供能问题的解决。近年来，无线充电装置的改良、全植入混合供电人工耳蜗系统等新技术的研发，都使得人工耳蜗的充电方法更加简便，并极大地避免了安接插件的机械磨损问题，且易于密封维护，从而延长使用寿命。

（三）传送线圈和内线圈

声音处理器产生的指令必须有效地传达到埋植于耳蜗内的电极，才能被进一步传递到听觉中枢。信号经体外的传送线圈和埋植于皮下的接收线圈以无线电的方实现其传送和接收。传送线圈位于头片内，后者还夹有磁铁片，接收线圈中央也有一磁铁片，传送线圈与接收线圈借助磁性相吻合。目前采用的无线电频率为5.0MHz 或 10.7MHz。接收线圈感应到的信号由刺激器进行解码并将电刺激送往相应的耳蜗内电极。接收刺激器常以生物陶瓷或硅胶包装，通过手术植放于耳后皮下。

人工耳蜗系统不但能从声音处理器向接收刺激器正向传送指令，而且能将数据反向从体内向体外传送出来，这一反向传出的数据可用于电极的电压和阻抗的测量，以便了解埋植装置的稳定性。此外，这一数据传送方式被用来测量耳蜗内电刺激诱发神经电位，亦称为神经反应遥测（neural response telemetry）。

（四）电极

多通道人工耳蜗的电极实际上是一组线性排列的电极束（electrode array），它由电极载体和多个电极组成。前者常由硅胶类生物相容性材料制成，软而富有弹性；后者目前主要为铂丝电极。通常，电极束经前庭窗附近的耳蜗造口插入耳蜗鼓阶，以便电信号刺激螺旋神经节细胞及其周围末梢。各电极在鼓阶由蜗底向蜗顶依次排列，旨在刺激对不同频率敏感的听神经。前述的四家人工耳蜗公司的产品均为多通道人工耳蜗，各个公司采用的电极数目不同，但各产品的电极设计都是根据正常耳蜗音位分布的规律，将多个电极触点纵向排列植入鼓阶内，这样每个电极触点承载着特定频带的信息。靠近蜗顶的电极触点传递低频信息，靠近蜗底的电极触点传递高频信息。各个电极触点产生微弱的电流刺激相应位置的螺旋神经节细胞产生动作电位，向听觉中枢传导形成听觉感受。

理想状态下，植入电极能够最大程度契合耳蜗鼓阶，实现最大的刺激效率，然而这需要克服一些难点，如下几个因素应予以考虑：①电极数目和电极间的距离；②电极与神经细胞或末梢的相对方向；③电极耦合构式。

每两个电极可形成一个刺激频道（stimulation channel），因此电极数目决定了刺激频道的数目。换言之，频道数目越多，频道之间的频道分辨率就越高。但是，频道分辨率在很大程度上受以下两个因素的制约：

1. 被刺激处的螺旋神经节的残存情况 螺旋神经节的残存情况与耳蜗的病理状态有关，医师和听力师无法控制和准确测定。良好的神经残存率有利于多通道人工耳蜗电极的各电极诱导不同的频率反应，即各频道发挥不同的作用。相反，如果螺旋神经节细胞仅残存于一局限的区域，则不论电极数目多少，只有靠近神经细胞的少数几个电极能发挥作用。因此，多通道人工耳蜗患者的言语识别能力并不一定随着电极数目的增多而提高。

2. 电刺激在组织内的扩散情况 电刺激在组织内的扩散情况主要取决于电极耦合构式，后者主要有双极构式和单极构式。在双极构式的人工耳蜗，电极束上某电极作为刺激电极又称主动电极，与之相邻的另一电极作为参考电极，在耳蜗内的这两个电极之间形成电流。而在单极构式的人工耳蜗，电极上任何一电极作为主动电极，而在耳蜗外的另一电极作为参考，后者通常为接收刺激器或一单独埋于颞肌下的球形电极。双极构式的电流扩散范围小，因此刺激的区域较小；单极构式的电流扩散范围深大，因此刺激的区域也较大。研究发现患者使用单极构式时获得的言语识别不亚于使用双极构式时的言语识别，有的甚至优于双极构式时的言语识别。单极构式比双极构式耗能更低，患者的主观评价也常优于双极构式，因此临床上已经普遍使用单极构式作为人工耳蜗电刺激的模式。

目前，人工耳蜗植入电极束主要有两种结构形式：一种是直电极阵联，另一种是预弯（也称全弯）电极阵联，由于植入体的结构不同，因此功能上也各有差异。对于正常的耳蜗结构，直电极阵联与耳蜗的螺旋形状并不能很好地吻合，而且电极本身具有弹性，电极在插入鼓阶时更趋向于鼓阶外侧壁，导致刺激电流扩散，影响刺激效果。另外，直电极阵联通常采用环电极，这使得电极表面不光滑，植入时与耳蜗外侧壁摩擦阻力大，容易挤压耳蜗造成耳蜗损伤。而预弯电极阵联的电极呈"螺旋状"，以"曲线化（pre-curved）"的形式"拥抱"耳蜗中轴。因此，它更接近耳蜗的螺旋神经节细胞，优点是刺激更集中，能提高语言的分辨能力，而且耗能低，但缺点是在手术中直接插入耳蜗内的难度稍大，常需要利用器械辅助电极的插入，或者于电极中预埋支撑内芯，以使预弯电极改变为顺直的状态，更易于插入耳蜗。目前，一些新型的人工耳蜗电极出现，如直弯电极相组合的人工耳蜗电极、微弯电极、表面涂覆载药凝胶电极、镓铟合金液态金属电极等。

二、人工耳蜗的工作原理

（一）言语信号

在早期人工耳蜗研发过程中，人们也试图将这些重要的言语信息复制到多通道人工耳蜗当中去，另外也很有必要从时域的角度对言语信号进一步描述，因为现代人工耳蜗的突破性进展都来自对言语信号的时域信息进行编码，并将时域信息有效地传递到多通道人工耳蜗。下面将分别介绍声源 - 滤波器模型、言语信号的时域特性以及汉语声调的声学特性。言语信号的特性详见教材《言语科学基础》。

1. 声源 - 滤波器模型 言语信号的产生可用声源 - 滤波器模型来解释，这一模型简单、实用且广为接受，它主要用于解释元音的产生。在元音的产生过程中，声源为肺部的气流冲击声带产生的声门波（一种周期性的复合语音信号），滤波器为声道的共振响应。声门波由基频和一系列谐波叠加而成。声道形状的不同决定了共振响应模式的不同，而声道的形状取决于舌、软腭、唇及下颌的位置。当声门波经过声道时，靠近声道共振响应频率的谐波能量会增强形成共振峰（formants）。第一共振峰（F_1）、第二共振峰（F_2）和第三共振峰（F_3）的频率，尤其是第一共振峰（F_1）和第二共振峰（F_2）的频率提供了区别不同元音的信息。如图 4-2-3 所示几个不同元音的频谱，根据共振峰位置的不同可区分不同的元音。

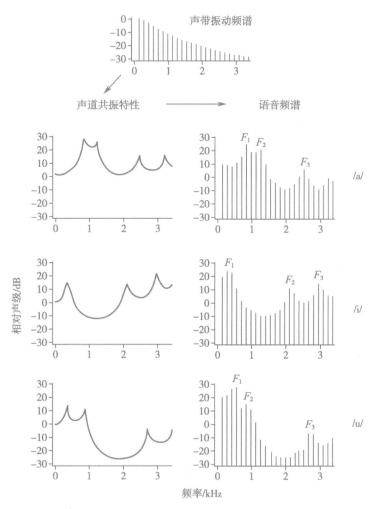

图 4-2-3　声门滤波器模型示意图

声带振动的噪音（上）由多个振幅渐减的谐波组成，最靠近零点的谐波为基频（F_0），经过不同的声道共振特性（左）的滤波后产生不同的言语信号（右）。可见，不同元音（/a//i/ 和 /u/）的共振峰的频率（F_1、F_2 和 F_3）各不相同

这一模型也可用来解释辅音的生成。辅音的声源不同于元音，有的辅音是由于声道收紧，气流冲出狭窄的声道时而产生的非周期性的气流，如清擦音 /f/、/s/。有的是由于瞬时爆破而产生的非周期性爆破音，比如清塞音 /p/、/t/。有的则包括

周期性的复合波以及非周期性的气流,比如浊擦音 /v/、/z/;或者周期性的复合波和瞬时爆破音,比如浊塞音 /b/、/d/。当这些辅音声源经过声道时,不同形状声道的共振响应作用于这些声源信号,产生不同频率区域的能量分布模式,从而可以区分不同辅音。

这一经典的模型成为早期人工耳蜗言语处理方案的方向指南。人们试图将共振峰的信息编码到人工耳蜗的电刺激模式并取得了有限的成功,但人工耳蜗使用者的言语识别率远不及后来基于时域的言语处理方案。

2. 言语信号的时域特性 言语信息不单纯存在于上述的共振峰内,如无嗓音声的辅音则无法以共振峰来代表。研究表明,言语信号在时域上缓慢的起伏波动,即声波的包络形状,也含有丰富的言语信息。20 世纪初,德国数学家大卫·希尔伯特(David Hilbert)发明了希尔伯特转换,任何声音信号都可通过希尔伯特转换而分解成一个缓慢的起伏波动的包络和一个快速震荡的细微结构(图 4-2-4)。在人工耳蜗的研究和应用的推动下,言语识别的研究也以时域信息为着重点而展开。

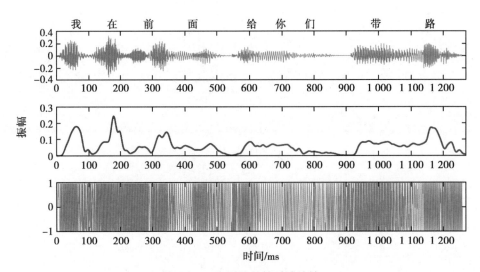

图 4-2-4 言语信号的时域特性

原始语音信号为普通话"我在前面给你们带路"的波形(上),通过希尔伯特转换后分解成时域包络(中)和细微结构(下)

Shannon 等(1995 年)进行了一项有趣的声学模拟实验,即用上述的包络来调制与不同频段相应的窄带噪声,然后给正常人听这些合成的言语信号。结果发现正常人只需要 3、4 个频段便能获得良好的言语识别。这种声合成的方式无异于 Dudley 早在 1939 年便发明的"声码器",其工作原理如图 4-2-5 所示。首先,言语信号通过一组相邻的带通滤波器的滤波,带通滤波器的数目通常为 1 至 16 个,以模拟 1 至 16 个人工耳蜗通道的情形。接下来,每个带通滤波器过滤出来的信号通过半波整流及低通滤波,以提取各通道的时域包络。然后,将一个与言语信号时程相等的白噪声进行上述的带通滤波,过滤后的噪声用提取的包络进行调制。最后，各通道调制后的噪声叠加起来而合成的信号便携带有数个通道的时域包络信息，送往耳机或扬声器，使听力正常人能够听到人工耳蜗的声学模拟。

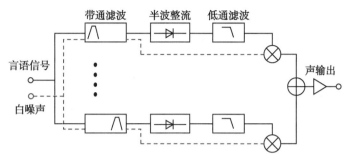

图 4-2-5 人工耳蜗的声学模拟（声码器）的工作原理

言语信号经过相邻带通滤波分成 N 个频道，各频道的时域包络在半波整流和低通滤波后被提取出来（实线）。白噪声经过同一带通滤波器组过滤后（虚线）经提取的言语信号的包络所调制。叠加各通道的被调制的噪声后传给耳机或扬声器播放

近年来的多项研究表明，4 个频道的声码器能产生良好的言语识别效果。提示人工耳蜗系统可能只需要 4 个频道便能取得良好的识别结果。这也说明，为数不多的频道里的时域包络承载了足够的言语信息。当然，进一步的研究表明，在日常生活中复杂的声学环境（如有背景噪声）下，或是聆听音乐的情况下，人工耳蜗使用者可能需要远远超过 4 个频道的包络信息。

3. 汉语声调的声学特性 汉语是一声调语言，与西方非声调语言不同的是，汉语除了元音和辅音的识别之外还有声调的识别。汉语普通话有四个声调，声调有区别词义的作用。如图 4-2-6A 所示一女声读 /ji/ 的四个声调，分别为"鸡""急""几""寄"这四个字。正常情况下，决定声调的声学信息是语言信号中的基础频率（fundamental frequency，F_0），简称基频。在图 4-2-6A 的语谱图中，基频为最下面那条谐音。可见汉语四声的基频分别呈①高平、②高升、③降升、④高降的模式，这也就是声调的模式。

人工耳蜗通过有限的几个频道将时域包络信息传到电极。前面讲到，在为数不多的频道中携带的包络信息能有效地提供良好的言语识别效果。但是经过人工耳蜗声学模拟后的汉语四声明显缺乏原始信号中的基频及其谐音。如图 4-2-6B 所示。图中频道数为 6，包络的低通道滤波器截止频率为 64Hz，感知试验表明，正常人聆听这类声学模拟可获得约 70% 的声调识别的准确率。因此，尽管基频这一声调识别的主要声学特征在人工耳蜗刺激中是缺失的，各声调的振幅、包络形状、时长仍能提供部分感知信息。

（二）人工耳蜗的言语处理方案

近 30 年来，多通道人工耳蜗的电极数目不断增加，微型化工艺、电极设计等方面的改善，但真正对提高言语识别力起决定作用的改变是人工耳蜗言语处理方案的改变。从使用者平均言语识别率的结果看，20 世纪 80 年代初期和中期的 F_0/F_2

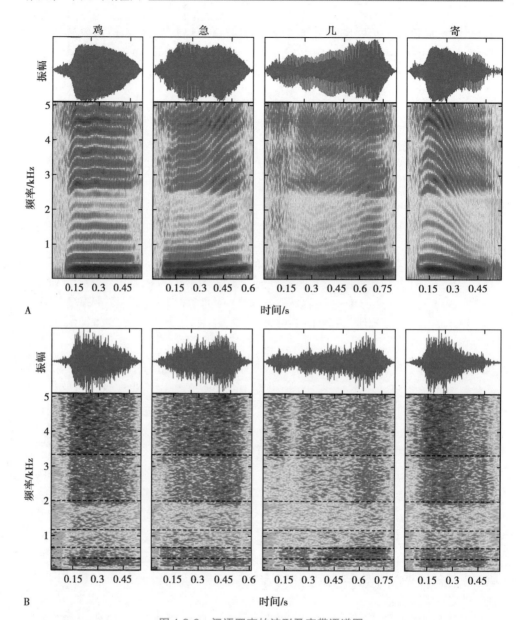

图 4-2-6　汉语四声的波形及窄带语谱图

A. 汉语"鸡""急""几""寄"这四个字的原始声信号；B. 通过 6 个频道的声码器处理后模拟人工耳蜗刺激的信号。虚线代表这 6 个频道的分界线

和 $F_0/F_1/F_2$ 方案分别获得近 20% 和 40% 的开放句子识别率，20 世纪 80 年代末的 MPEAK 方案和 20 世纪 90 年代中期推出的 SPEAK 方案则分别获得近 60% 和超过 80% 的开放句子识别率。其他现代言语处理方案，如 CIS、ACE、n-of-m、MPS、SAS、HiRes、FSP 等方案，也都取得平均 80%～90% 的开放句子识别率。

言语处理方案也称为言语编码策略，它决定如何分析言语信号以及如何刺激各电极，包括言语信号特征的提取、电极的选择、电脉冲刺激速率和模式的使用等。言语处理方案可以大致分为两类，第一类为特征提取方案，如 F_0/F_2、$F_0/F_1/F_2$

和 MPEAK 方案，其策略是首先提取言语信号中的重要声学特征，如前述 F_0、F_1、F_2，然后再将这些特征传送到不同电极以刺激听神经。基频和共振峰的提取难免有误差，在噪声环境中更是如此，而且电极对应的频率位置与各滤波器的中心频率难以一致，因此各种特征提取方案在实际应用时获得有限的言语识别率（30%～60% 左右），在 20 世纪 90 年代初便被新一代的波形方案所取代。第二类言语处理方案即波形方案，其策略是将言语信号的波形以不同的方式传送到电极。这一类方案又可分为模拟刺激方案（如 SAS 方案）和脉冲刺激方案（如 CIS、n-of-m、SPEAK、ACE、HiRes、FSP 方案等）。下面将逐一介绍新一代的波形方案：

1. 同时模拟刺激方案（SAS 方案） 同时模拟刺激（simultaneous analog stimulation，SAS）方案是唯一采用模拟刺激的方案，它是 1999 年由 Advanced Bionics 公司推出的。SAS 方案的电耗较大，在使用数年后被下面介绍的脉冲刺激方案所取代。虽然仍有少数早年的患者使用 SAS 方案，目前公司的调机软件不再支持 SAS 方案。因此，这里对 SAS 方案只做简单的介绍。

SAS 方案将 350～6 800Hz 的声信号经过自动增益控制后分别送往为 8 个带通滤波器。滤波器的输出经过放大后送往电极以刺激听神经。另外，SAS 方案使用双极耦合构式，电流扩散范围局限化，从而有利于避免各频道同时刺激而产生的相互作用或干扰，后续也有研究表明 SAS 方案使用单极耦合构式在部分患者也可获得满意的效果。由于 SAS 方案中各频道输出信号幅度的更新速度非常快，可能更有效地保存声信号在时域上的细微变化。

从短短几年的临床应用来看，SAS 方案与其他现代言语处理方案的效果相当甚或更胜一筹。Battmer 等（1999）报道 22 例人工耳蜗患者，其中选择 SAS 方案的人数与选择 CIS 方案的人数各占一半，而 Osberger 和 Fisher（1999）报道的 71 例患者中，选择 SAS 和 CIS 方案的人数分别占 1/3 和 2/3，SAS 方案使用者的言语识别能力略高于 CIS 方案使用者的言语识别能力。然而，这一可能提供更多时域细微结构信息的方案在声调语言或音乐感知的效果方面未能有机会得到验证。

2. 连续相间采样方案（CIS 方案） 连续相间采样（continuous interleaved sampler，CIS）方案自 1991 年由 Wilson 等提出后先后被四家人工耳蜗公司采用并沿用至今。四家公司在应用 CIS 方案时有细节上的区别，但基本原理相同。CIS 方案的出现使得人工耳蜗使用者的言语识别率产生了飞跃性的提升。其他各家新型的方案（除了上面介绍的 SAS 方案外）都是在 CIS 方案的蓝图上做的各种修改。因此，对 CIS 方案的透彻了解是理解其他言语处理方案的基础。

CIS 方案及其衍生的其他方案都是基于上一小节介绍的声码器的原理。首先，声信号被一组带通滤波器过滤，滤波器数量即通道数（n）可根据人工耳蜗植入者的情况而定，Cochlear 公司的人工耳蜗系统可最多选择 12 个通道（4、6、8 或 12），Advanced Bionics 公司的人工耳蜗系统一般用 8 个通道，MED-EL 人工耳蜗系统用 12 个通道，而国产诺尔康的人工耳蜗系统最多可高达 24 个频道。各频道过滤后的信号被提取包络，Cochlear 和 Advanced Bionics 公司的人工耳蜗系统在提取包络时采用整流加低通滤波的方法，低通滤波器的截止频率在 250Hz 左右，而 MED-EL 公司的人工耳蜗系统采用 Hilbert 转换的方法。最后，各通道的包络在非线性压缩后被用来调制电脉冲序列的幅度,调制后的电脉冲序列则被送往相应的电极来刺激听神经。CIS 方案的流程图如图 4-2-7 所示。

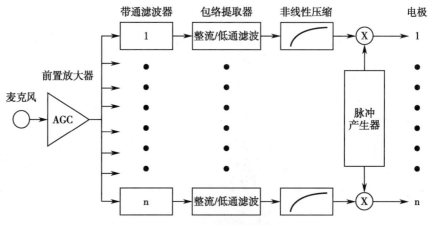

图 4-2-7 CIS 方案流程图

声信号经放大后通过一组 n 个由高到低频段的带通滤波器,各带通滤波器的输出经包络提取器提取包络,后者经非线性压缩后用于调制电脉冲刺激的幅度

在 CIS 方案,所有电极的脉冲刺激均不重叠,呈相间分布。图 4-2-8 示言语信号"长沙"通过 8 导的 CIS 方案处理的各过程及其之后所产生的电脉冲刺激模式,即电极图(electrodogram),注意各频道电刺激在时间上没有任何重叠,这一相间分布的情况在微观下一目了然(图 4-2-8A)。

CIS 方案之一大特点是采用较高的刺激速率。Advanced Bionics 的 8 通道人工耳蜗系统的每个通道的刺激速率为 813Hz。Cochlear 公司的人工耳蜗系统可产生总刺激速率为 14 400Hz,因此,每个频道的刺激速率则为 14 400 除以通道数,比如 12 导 CIS 方案,各通道的刺激速率为 1 200Hz。MED-EL 公司的人工耳蜗系统采用更高的刺激速率,其 12 导 CIS 方案可产生每通道的刺激速率达 2 400Hz,MED-EL 公司在包络提取过程中采用的是希尔伯转换,包络的时域信息更为丰富,因此这一方案被称之为 CIS+ 方案。另外,MED-EL 公司在 CIS 刺激时采用了虚拟频道的技术,也就是先后刺激两个邻近电极可以产生它们之间某个部位的刺激,这样便可大大提高频域上的分辨率,这一较新的方案即 HDCIS(high-definition CIS,高分辨率 CIS 方案。

3. 多脉冲刺激方案(MPS 方案) 多脉冲刺激(multiple pulsatile stimulation,MPS)方案由 Advanced Bionics 公司的人工耳蜗系统推出并采用。MPS 方案在信号处理或电刺激的产生等方面与 CIS 方案基本一致,唯一不同之处是 CIS 方案的所有频道的电脉冲刺激均无重叠,即呈相间分布,而在 MPS 方案中,第 1 和第 5 通道、第 2 和第 6 通道、第 3 和第 7 通道、第 4 和第 8 通道等 4 对通道的电刺激重叠,即同时刺激,如图 4-2-8B 所示,则每通道的刺激速率可高达 1 625Hz,比 CIS 方案的刺激速率提高了一倍。

4. n-of-m 方案 n-of-m 方案是在 CIS 方案上的一种变异,其基本特点是,声

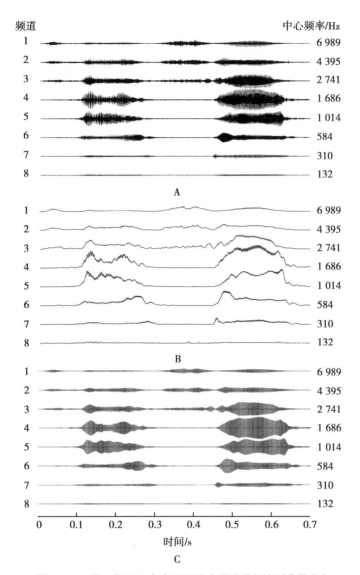

图 4-2-8　用 8 导 CIS 方案处理的言语信号（"长沙"男声）

A. 原言语信号经过 8 个带通滤波器滤波，各滤波器的中心频率在图右侧标示；
B. 各滤波器的输出经包络提取器提取的包络；C. 各通道的包络调制的电脉冲

信号经 m 个滤波器过滤并提取包络，声音处理器选择 n 个（n＜m）最大的包络来刺激相应的电极（图 4-2-10）。n 和 m 的值可依人工耳蜗植入者的个体情况而确定。例如，某人工耳蜗植入者使用 5-of-10（即 10 之 5）的方案，那么，在每一运算周期，10 个固定的通道用于声信号处理，其中 5 个振幅最大的通道将被选出来用于刺激，随着声信号的瞬间变化，5 个被选的通道自然也不相同。n-of-m 方案与 CIS 方案的差别主要在于摒弃振幅较小的数个通道，从而减小了一些低水平噪声的影响，由于刺激电极数的减少，电极间的相互干扰也可减少，同时刺激速率可以提高。n-of-m 方案的效果与下面介绍的 SPEAK 等方案的效果相当，在某些患者甚至能获得更好的言语识别能力。

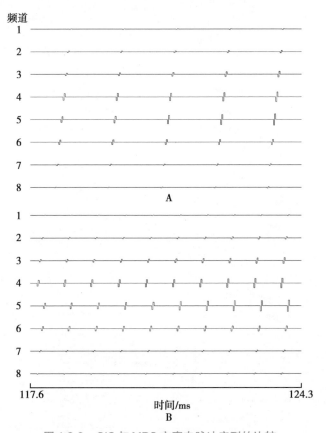

图 4-2-9　CIS 与 MPS 方案电脉冲序列的比较

A. CIS 方案电脉冲序列，示图 4-2-8C 中 117.6～124.3msec 时段的放大，可见各频道的电脉冲刺激呈相间分布的情况；B. MPS 方案电脉冲序列，图示同一时间段 8 导 MPS 方案电脉冲刺激的分布情况。可见第 1 和第 5 导、第 2 和第 6 导、第 3 和第 7 导、第 4 和第 8 导等 4 对频道的电刺激在时间上重叠

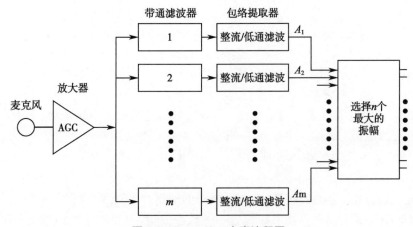

图 4-2-10　n-of-m 方案流程图

声信号经过一组 m 个带通滤波器滤波，MED-EL 的 n-of-m 方案中 m 值最大为 12。m 个滤波器的输出经过包络提取器获得其振幅（A_1、A_2……A_m）。然后，$n(n<m)$ 个最大的振幅被选出来，其包络用于调制电脉冲的幅度并刺激相应的电极

5. SPEAK 方案 20 世纪 90 年代中期 Cochlear 公司推出的 SPEAK（Spectral Peak）方案实属于 n-of-m 方案的范畴。SPEAK 方案使用 20 个带通滤波器，总的频带为 116～7 871Hz。各带通滤波器的输出经过整流和 200Hz 低通滤波以提取各包络。在每一运算周期内，20 个包络中振幅最大的 5 到 10 个被选出来刺激相应的电极。所选最大值的数目取决于声信号的频谱成分，平均为 6 个（见图 4-2-10）。SPEAK 方案的电脉冲刺激速率在 180～300Hz 不等，平均为 250Hz 左右，这一数值主要取决于所选最大值的数目及人工耳蜗植入者个体参数。当声信号频谱较宽时，所选的最大值的数目则较多，因而刺激速率会较低，相反，若声信号的频谱较窄，所选的最大值的数目则较少，因而刺激速率会较高。总的来说，SPEAK 方案的平均刺激速率为 250Hz 左右，相比其他言语处理方案很低。

6. 高级结合编码（ACE 方案） 高级结合编码（advanced combined encoding，ACE）方案与 SPEAK 方案大同小异，通过十余年来的临床应用，它已成为 Cochlear 公司目前首选的言语处理方案。ACE 与 SPEAK 方案相似，也是 n-of-m 方案的一种（见图 4-2-10）。它最大的特点是各频道电脉冲刺激速率大幅度增加，由 SPEAK 方案的 250Hz 左右提升至最大为 2 400Hz 左右。可供选择的刺激速率为 250Hz、500Hz、700Hz、900Hz、1 200Hz、1 800Hz、2 400Hz，各频道在每一分析周期内的刺激速率的总和不得超过 14 400Hz，通常选用的刺激速率为 900Hz。脉冲速率的增加从理论上来讲应能更好地体现言语信号的时域信息，但临床效果并非刺激速率越高越好，一般认为，刺激速率在 900Hz 以上不会有更好的效果。此外，ACE 方案的频率分析频道也由 SPEAK 方案的 20 增加到 22（单极偶合构式）。供刺激用的所选包络最大值的数目也由 SPEAK 方案的 5 至 10 扩大到 1 至 20，平均为 10。

图 4-2-11 示言语信号（男声说英语单词"ears"）通过 ACE 方案处理后所得到的电极图，由此可见各电极电脉冲刺激的排列和振幅。ACE 方案如同其他波形方案一样，不依赖于共振峰的提取，然而，从电极图上可见，与共振峰频率对应的频道得到相应的电刺激，此外，辅音 /s/ 的高频信息也得到良好的体现。因此，高脉冲速率的 ACE 方案能提供更丰富的言语信息。临床应用中，许多人工耳蜗植入者从 SPEAK 方案转换为 ACE 方案，使得言语识别又进一步提高，但是，仍然有一少部分人工耳蜗植入者偏爱于 SPEAK 方案。

7. HiRes、HiRes 120 及 HiRes Optima 方案

（1）高分辨（HiResolution，HiRes）方案：是 Advanced Bionics 公司在 2003 年在 CIS 方案的基础上开发出来的言语处理方案。其输入动态范围高达 80dB，包络提取后的低通滤波器也有一较高的截止频率（如 2 800Hz），经包络调制后的电脉冲被送往 16 个电极，以非常高的刺激速率（高达 5 600Hz）来刺激听神经。以上的各种改良方法提供给人工耳蜗使用者更多的时域和领域信息。HiRes 方案有两种刺激方式：HiRes-S 和 Hires-P。HiRes-S 使用排序刺激，即电脉冲以相间的方式送往各电极，各电极之间电脉冲在时间上没有重叠（见图 4-2-9A）。HiRes-P 使用配对刺激，相隔较远的两电极在时间上同步，如同上述的 MPS 方案（见图 4-2-9B）。临床实验表明 HiRes 方案在言语识别上优于 CIS 和 SAS 方案。

（2）HiRes 120 方案：2006 年，Advanced Bionics 公司推出 HiRes 120（HiResolution

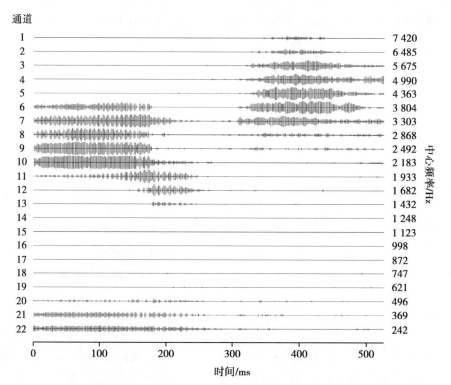

图 4-2-11　用 ACE 方案处理的言语信号所得的电极图

言语信号为英文单词"ears"。频道数及其相应的中心频率分别标示于图的左、右侧。
图中每一垂直线代表一双相电脉冲,垂直线的长短代表电脉冲强度的高低。每通道
电脉冲刺激速率约为 900Hz

with Fidelity 120)方案。它是在 HiRes 方案的基础上增加了 120 个虚拟通道的功能,这些虚拟通道大大增加了频率上的分辨率,因此可能给人工耳蜗植入者带来更好的噪声下的言语识别及音乐感知。一项临床试验表明音质和音乐欣赏都有改善。然而另一项有关汉语声调识别的临床研究发现,HiRes 120 和 HiRes 方案之间无显著差异。

（3）HiRes 优化(HiRes Optima:)方案:是近年来在 Hires 120 方案上的改良,其主要改进之处是降低了电刺激的电耗,从而使得电池寿命延长了 53% 之多,而言语感知结果与 Hires with Fidelity 120 方案无异。

8. FSP、FS4 和 FS4-p 方案　2006 年 MED-EL 公司开发出细微结构处理(fine structure processing,FSP)方案。此方案的高频区的电极在 CIS 方案的基础上增添了虚拟频道的功能,从而大大提高了高频区的频率分辨率。在音调的编码上,这一方案充分利用了位置编码的原理来将较高频率的音调编码进入电子耳蜗的刺激。FSP 方案较其他 CIS 类型方案有较大不同之处是它对低频音调的编码。在处于蜗顶的 2～3 个电极,电脉冲刺激采用频道特异性采样序列(channel-specific sampling sequences,CSSS)。刺激速率小于 350Hz 的低频通道的时域波形的零交点决定该电极电脉冲的时间,而包络的高低决定电脉冲的幅度(图 4-2-12)。这样,低频部分的细微结构在电脉冲的刺激模式中得到体现,这是通过重建听觉神经系

统对低频声的锁相功能而实现的，由此声信号的基频信息在人工耳蜗的电刺激中获得编码。

在 FSP 方案的基础上，MED-EL 公司进一步扩大低频区的 CSSS 范围，这一最新的言语处理方案即 FS4 方案和 FS4-p 方案，他们对低于 1 000Hz 的低频区域的 4 个通道均采用 CSSS 刺激（图 4-2-12）。FS4-p 与 FS4 唯一不同之处是这 4 个通道中的任意两通道可同时刺激。MED-EL 公司最新调机软件还是首选 FS4 方案。近期临床试验表明在 33 例人工耳蜗植入者 FS4 或 FS4-p 方案与 FSP 方案中言语识别和音乐感知方面并无明显差别，而植入者对各方案的偏好选择也是平分秋色（FSP，N = 13；FS4，N = 13；FS4-p，N = 7）。因此，提供多种言语处理方案给听力师和人工耳蜗植入者选择仍是必要的。

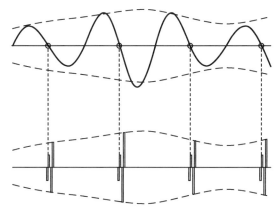

图 4-2-12　频道特异性采样序列

上图为一低频通道的输出，其包络由虚线所示。声波的零交点
即数个电脉冲发放时间，其幅度取决于包络的大小（下图）

本节描述了多通道人工耳蜗采用的各种言语处理方案。言语处理方案决定了如何处理声信号、如何刺激各电极，它是人工耳蜗成功的关键。在近 40 年中，言语处理方案由早期的特征提取方案，如 F_0/F_2、$F_0/F_1/F_2$、MPEAK 方案，发展到近年的波形方案，如 CIS、n-of-m、SPEAK、ACE、MPS、APS 和 FSP 方案；从早期的模拟方案，即 CA 方案，发展到较新的 SAS 方案，每一次更新换代都带来识别效果的显著提高。目前人工耳蜗植入者在安静环境下的言语识别率平均达 90% 左右，许多植入者可用电话进行交谈。临床结果表明，没有单一的言语处理方案适合所有的人工耳蜗植入者。因此，人工耳蜗系统能提供多种方案给人工耳蜗植入者，由植入者通过实践应用做出决定，选择最佳的方案，这一点十分重要。最后值得关注的一点是，无论使用何种方案，少部分人工耳蜗植入者仍不能得到良好的言语识别能力，这一巨大的个体差异的来源令人费解。这也正是国内外多个研究机构目前正努力研究的一个重要课题。对这一关键问题的解答将是帮助那些少部分效果不理想的植入者提高言语识别的必经之路。与此同时，更多的研究开始将着重点转向解决噪声环境下的言语识别及音乐感知、声调感知等难题。表 4-2-1 总结四家人工耳蜗公司采用的各种言语处理方案的情况。

表 4-2-1 四家人工耳蜗公司采用的言语处理方案

Cochlear	Advanced Bionics	Med-El	诺尔康
CIS	CIS	CIS+	CIS
SPEAK	SAS	HDCIS	APS
ACE	MPS	n-of-m	Symphony
ACE（RE）	HiRes	FSP	
	HiRes 120	FS4	
	HiRes Optima	FS4-p	

（徐 立）

 第三节 人工耳蜗植入前评估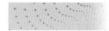

一、医学评估

完善的医学评估是人工听觉技术植入必不可少的环节。通过术前医学评估，可以较为全面地了解患者的耳疾状况、听力情况，患者的全身健康状况，以确定其是否为人工耳蜗植入的适应证，能否耐受手术，帮助患者及家属建立正确的期望值，增加人工耳蜗成功的概率。

（一）病史采集

病史采集应详细、全面，尤其是听力损失的病因和发病过程，这对诊断至关重要。

1. 发病情况 发病情况包括患耳侧别、患病时间、病情发展为突发性还是渐进性。若为突发性，则应了解发病具体时间和当事人从事的具体活动，发病时有无其他伴随症状出现，如耳鸣、眩晕、耳痛、耳溢液等。听力下降的程度、性质，发病后听力有无波动，在与患者交流的过程中，可初步估计其听力损失程度。

2. 耳科病史 应了解患者的耳毒药物接触史、噪声暴露史、全身急慢性感染史、耳科疾病既往史、发育因素（全身或局部的发育畸形、智力发育等）、听力损失家族史、助听器配戴史和其他病史如癫痫、精神情况等。对于听力损失患儿，还应包括：母亲妊娠史、小儿出生史、小儿生长史、言语发育史等。

3. 语言能力和交流能力评估 如患者的发音特点、构音清晰度，是否能进行一定的口头交流，是否需要唇语、手语的辅助等。

4. 全身相关病史 患者有无心脑血管疾病及其他慢性基础性疾病的存在。

5. 遗传病及传染病史。

（二）耳科检查

耳科检查主要为耳郭、外耳道、鼓膜、咽鼓管功能的检查。耳郭应重点检查有无畸形、囊肿及炎性表现，耳周也应做详细检查；外耳道有无畸形、炎症、异物、狭窄等，鼓膜有无穿孔、内陷、浑浊、增厚、变白等。此外，鼻及咽喉的检查可排除上呼吸道感染、颌面及咽喉发育异常、以及阻塞性睡眠呼吸暂停等。

（三）一般检查

应包括全身体格检查和常规术前检查。重点了解患者心脏、肺、肝脏、肾脏等重要脏器有无病变及病变程度,了解患者神经系统有无异常,检查患者重要医学指标是否在正常范围之内,如生化检查、心电图、胸片等,从而判断患者是否能够耐受手术。

（四）病因诊断

引起感音神经性听力损失的原因大致分为几类:先天性遗传性听力损失、先天性非遗传性听力损失、获得性非遗传性听力损失(发病率占临床确诊的感音神经性听力损失的 90% 以上,较常见的有中毒性听力损失、噪声性听力损失、突发性听力损失、感染性听力损失、老年性听力损失等)。

（五）儿童患者的医学评估

年龄较小的听力损失患者,由于在特定的年龄阶段,身体、智力及心理状况均与成年人有较大差别,人工听觉植入装置术前评估应充分考虑各个年龄段的特点,从而全面综合评估其身体状况。

儿童患者的医学评估较特殊的一点是可以通过心理智力测试评价其运动、感知、语言和心理等过程中的各种能力,从而判断儿童精神智力发育水平,为人工耳蜗患者术后康复提供合理的期望值。对疑有精神智力发育迟缓或有异常心理行为表现者,应进行进一步的观察、诊断和鉴定。社会文化型智力低下者可考虑人工耳蜗植入;而非社会文化型智力低下,或多动症、孤独症以及其他精神智力发育障碍的患者,应向家长讲明此类疾病可能会给患者术后康复带来的极大困难,帮助家长建立客观的心理期望值。

1. 筛查性测验

(1) 丹佛发育筛查法:主要用于 6 岁以下儿童的发育筛查,实际应用对 4 岁半以下的儿童较为实用。该测验共 103 个项目,分为个人社会、细运动与适应性行为、语言和大运动四个能区。结果为正常、异常、可疑或不可测。对异常或可疑者应进一步做诊断性测试。

(2) 绘人测验:适用于 5～9.5 岁儿童。要求被测试儿童依据自己的想象绘一全身正面人像,以身体部位、各部比例和表达的合理性计分。绘人测试结果与其他智能测试的相关系数在 0.5 以上,与推理、空间概念、感知能力的相关性更显著。

(3) 图片词汇测试:适用于 4～9 岁儿童的一般智力检测。该法可以测试儿童听、视觉、知识、推理、综合分析、语言词汇、注意力、记忆力等。测试方法为看图指画。方法简单,适用于语言或运动障碍者。

2. 诊断测试

(1) Gesell 发育量表:适用于 4 周至 3 岁的婴幼儿。从大运动、细运动、个人 - 社会、语言和适应性行为五个方面测试,结果以发育商(发育商 = 测得的成熟年龄 / 小儿实际年龄 × 100)表示。

(2) Griffith 智力测验:适用于 8 岁以下儿童。月龄在 24 个月以内(包括 24 个月)有五个方面测试,即运动、社交 - 个人与社会、听力与语言、手眼协调、操作;月龄在 24 个月以上加测一项推理,结果以能力所达月龄、发育商(DQ)表示。

(3) 希 - 内学习能力测验(Hiskey-Nebraska test of learning aptitude,H-HTLA):适用于 3～17 岁儿童,分为小龄组(3～8 岁)和大龄组(9～17 岁)。H-HTLA 由穿

珠、记颜色、辨认图画、看图联想、折纸、短视觉记忆力、摆方木、完成图画、记数字、迷方、图画类推及空间类推 12 个分测验完成，低龄组测前 8 项分测验，大龄组测后 7 项分测验。

（4）瑞文标准化测验：适用于 5.5 岁以上人群，属纯粹的非文字智力测验，故可用于听力损失、语言障碍儿童。整个测验由 60 张图组成，分为 5 组，即知觉辨别能力、类同比较能力、比较推理能力、系列关系能力、抽象推理能力。

二、听力学评估

人工耳蜗主要用于治疗双耳重度或极重度感音神经性听力损失。术前的听力学评估主要用于确定听力损失的程度和类型以及听觉言语发育情况，从而判断是否符合人工耳蜗植入标准以及预估术后效果。

（一）基本听力学评估项目

1. 主观听觉测试项目

（1）纯音测听：用于评估患者术前气导和骨导听阈，以及声场下助听听阈。

（2）小儿行为测听：用于评估低于 6 岁孩子或不能配合纯音测试的大龄儿童的听阈。包括行为观察、视觉强化测听和游戏测听。其中行为观察主要适用于 6 月龄以下的婴儿或不能完成其他行为测听的患儿，该测试并不能确定听阈，主要用于了解婴儿听觉技能的总体发育情况。视觉强化测听适用于 5~24 月龄的儿童。游戏测听用于评估 2~5 岁儿童的听敏度。小儿行为测听方法的选择还应结合儿童发育的情况进行具体判断。

（3）言语测听：用于患者术前的言语发育情况，并且为预估术后效果提供依据。包括言语识别阈和言语识别率测试。

2. 客观听觉测试项目

（1）声导抗：用于评估患者的中耳情况，包括鼓室图和声反射测试。鼓室图检查时不同年龄受试者应使用不同频率探测音，2 岁以上儿童及成人使用 226Hz 探测音，婴儿（包括新生儿）应采用 1 000Hz 探测音。声反射测试包括同侧声反射和对侧声反射。

（2）耳声发射：是一种产生于耳蜗，经听骨链及鼓膜传导释放进入外耳道的音频能量。主要反映外毛细胞的功能状态。包括畸变产物耳声发射和瞬态声诱发耳声发射。其中畸变产物耳声发射可以反映耳蜗不同频率范围的功能。

（3）听觉诱发电位：用于评估不能配合主观听力测试患者的听敏度，以及辅助评估蜗后听觉通路的病变情况。主要包括以下检查：

1）听性脑干反应：通过给予一定强度的声刺激，在头皮上记录到的从听神经至脑干相应的电位活动。使用短声（click）作为刺激信号，开窗时间在 10s 内，可记录到包含 5 个正峰的波形，临床使用 click-ABR 的 V 波阈值作为听阈测试的指标，短声 ABR 的反应阈与 2 000~4 000Hz 的纯音听阈相关性最好。

频率特异性听性脑干反应：主要用于儿童听阈的客观评估。使用短纯音或短音作为刺激信号。短纯音和短音都是具有一定的上升和下降时间的短时程信号，它们同时具有一定的频率特异性，通常包括 500Hz、1 000Hz、2 000Hz、4 000Hz 四个频率。根据频率特异性 ABR 的 V 波反应阈可以估计患者行为听阈。2012 年美国婴幼儿听力联合委员会发布的《婴幼儿听力评估指南》中建议将短纯音 ABR 作为婴幼儿听力评估的首选方法。

2）听觉稳态诱发反应：是由调制信号引起的，反应信号和刺激声信号具有相位锁定关系的听觉诱发电位，可以根据其反应阈预测患者的听敏度。听觉稳态诱发反应相比其他客观测听方法，最大的优点就其反应阈是通过客观方法判定的，不受操作者主观因素的影响，且该测试亦具有频率特异性。

3）40Hz 听觉事件相关电位：是一种稳态听觉诱发电位，由短声或短音以 40 次/s 刺激速率引出的 4 个间隔 25ms 的正弦波成分构成，采样时间为 100ms。短纯音诱发的 40Hz 听觉事件相关电位同样具有频率特征，与纯音听阈相关性好。同时一些研究显示脑干上部病变，某些主观纯音听阈正常者，40Hz 听觉事件相关电位阈值升高或未引出，表明其来自比脑干更高级的听觉中枢。

4）耳蜗电图检查：主要来源于外毛细胞（80%～85%），也有部分来源于内毛细胞（15%～20%）。为耳蜗模拟输入刺激的反应，因此可以反映耳蜗的功能。当刺激信号的声波发生相位改变时，CM 也随之同样改变。无潜伏期，随刺激声给出即发生，刺激声终止即结束。

（二）听力学入选标准

1. 语后聋患者 双耳纯音气导平均听阈 >80dB HL 的极重度听力损失，助听后听力较好耳开放短句识别率 <70% 的重度听力损失。

2. 语前聋患者

（1）客观听力学评估：频率特异性 ABR 反应阈 >90dB HL，40Hz 听觉事件相关电位 1kHz 以下反应阈 >100dB HL，ASSR 2kHz 以上频率阈值 >90dB HL；耳声发射双耳均为通过（听神经病患者除外）。

（2）主观听力学评估：行为测听裸耳平均听阈 >80dB HL；助听听阈 2kHz 以上频率 >50dB HL；助听后言语识别率（闭合式双音节词）得分 ≤70%，对不能配合言语测听者，经行为观察确认其不能从助听器中获益。

3. 残余听力 仅有 2kHz 及以上频率听阈 >80dB HL，配戴助听器不能满足交流需求者，可行人工耳蜗植入；对于检测不到任何参与听力的患者，应向本人或监护人说明术后存在听觉康复效果欠佳的风险。

三、言语和语言评估

人工耳蜗术前应进行言语和语言测试评估，通过评估患者在仅依靠残余听力情况下的言语感知能力来判断其是否符合人工耳蜗植入标准以及预估植入后效果。

（一）人工耳蜗术前言语测听材料

言语测听材料包括无意义音节、单音节词、双音节词、含关键词的句子。另外对于婴幼儿可以进行客观问卷评估，由家长和监护人回答问卷对幼儿的日常听觉言语能力进行评估（表4-3-1）。

言语测听方式包括开放式言语测试和闭项式言语测试。开放式言语测试指的是受试者以复述或复写的方式重复他们听到的声音或者词句，其不提供备选项，猜对的机会值为 0%。闭项式言语测试在给声前 / 后为受试者提供一系列备选答案，让受试者听到刺激声后从中选出听到的内容。测试的难度和机会值取决于备选答案的数目。例如，只有两个备选答案的测试，机会值为 50%，有四个备选答案的机会值为 25%，后者的难度大于前者。

表 4-3-1 人工耳蜗植入者术前听觉言语发育及术后康复效果评估中设计的相关测试材料

材料名称	内容	形式	测试平台	适用人群
听力障碍儿童听觉能力评估标准及方法	环境声、声调、声母、韵母、双音节词识别	闭合式卡片或开放式	计算机导航听觉言语评估系统	2 岁以上
听力障碍儿童言语能力评估标准及方法	言语发音水平、语法能力、理解能力、表达能力、交往能力	言语清晰度测试、模仿句长、听话识图、看图说话、语言功能评估问卷	计算机导航听觉言语评估系统	1～6 岁
普通话儿童早期言语感知（MESP）	言语声觉察、音节范式、双音节、声母、韵母、声调感知	闭合式卡片	MAPP 软件	2～3 岁
普通话小儿言语识别（MPSI）	短句识别	闭合式卡片	MAPP 软件	3 岁
普通话小儿听音识图（MAPPID）	数字、双音节词及声调（安静及噪声下）	闭合式（触摸屏图片）	MAPPDI-N 软件	3～9 岁
普通话词汇相邻性测试（LNT-M）	单音节词、双音节词识别	开放式	LNT-M 软件	4～6 岁
普通话儿童短句（MBKB）	儿童短句识别（安静及噪声下）	开放式	心爱飞扬普通话言语测听平台	4～5 岁以上
普通话言语测听材料（MSTMs）	单音节、双音节、语句	开放式	MSTMs	成人
希翼（HOPE）言语测听材料	单音节、双音节、安静及噪声下短句（提供听、视、视＋听三种模式）	开放式	心爱飞扬普通话言语测听平台	成人
普通话噪声下言语测试（MHINT）	噪声下语句	开放式	HINT Pro 软件成人版	成人
普通话噪声下言语测试（儿童版）（MHINT-C）	安静及噪声下长语句	开放式	HINT Pro 软件儿童版	6～14 岁
普通话噪声下短句测试（BKB-SIN）	噪声下儿童短句	开放式	心爱飞扬普通话言语测听平台	学龄儿童及成人
噪声下声调测试（TINT）	噪声下声调	闭合式	TINT 软件	学龄儿童及成人

注：请参照各类材料的使用说明进行测试

引自：中华耳鼻咽喉头颈外科杂志编辑委员会，中华医学会耳鼻咽喉头颈外科学分会，中国残疾人康复协会听力语言康复专业委员会. 人工耳蜗植入工作指南（2013）[J]. 中华耳鼻咽喉头颈外科杂志，2014（2）

（二）人工耳蜗术前言语测听内容

主要测试项目有言语识别阈和言语识别率。

1. 言语识别阈 言语识别阈（speech recognition threshold，SRT）为受试者能听懂 50% 扬扬格词时所对应的给声强度。一般用有意义的扬扬格词来测试。SRT测试可以用来交叉验证纯音气导听阈的准确性、提供言语听敏度的指标、确定阈上言语识别测试的初始给声强度。

2. 言语识别率 言语识别率（speech recognition score，SRS）为某一测试强度下，正确识别检查项目的百分比。该结果能够使听力师了解患者在某一阈上强度的言语识别情况。根据测试目的不同有以下几种言语识别率测试：最大言语识别率、舒适强度言语识别率、正常交流强度言语识别率。

（三）人工耳蜗术前言语感知测试

人工耳蜗术前言语测试评估一般评估助听条件下的言语识别率。言语感知测试应该在声场中进行，尽量采用录音材料。测试声强度为 60～65dB SPL，反映正常言语交谈的声强度。患者处于隔声室，头部处于麦克风的校准位置，每个测试材料仅使用一次，避免学习效应带来的影响。根据不同言语能力的受试者选取不同的测试材料。

不同国家对人工耳蜗植入的言语识别能力要求略有差异。目前我国《人工耳蜗植入工作指南（2013）》中明确提出人工耳蜗植入的入选标准：符合语前聋患者的助听后言语识别率（闭合式双音节词）得分≤70%，语后聋重度听力损失患者助听后听力较佳耳的开放短句识别率＜70%。在美国，人工耳蜗植入要求：助听下句子得分要≤60%，医疗保险的用户则要求得分≤40%。奥地利推荐成人植入者最佳助听下安静环境单音节词识别率≤45%。在澳大利亚，要求在助听条件下植入耳的单音节词言语识别率低于 65%，非植入耳言语识别率低于 85%。儿童植入者的入选标准也扩展为开放式言语感知技能差。像成人一样，FDA 批准的指南中不同的植入设备要求也不同。在低龄儿童听觉放大获益受限定义为，在得到恰当的听觉放大以及至少 3～6 个月集中听觉康复后，仍然有听觉技能发育迟滞。推荐所有低龄儿童采用例如有意义听觉整合量表 meaningful auditory integrity scale（MAIS）和早期言语分辨力 early speech perception（ESP）来量化来自助听器的获益。对于较大儿童，推荐采用开放式的多音节词汇比邻测试 multisyllabic lexical neighborhood test（MLNT）和词汇相邻性测试 lexical neighborhood test（LNT）词表，根据孩子的认知和语言技能来进行测试。

言语 - 语言评估作为人工耳蜗术前常规评估项目。不但了解患者语言发育情况，同时测试结果可以为听力设备的调试及康复计划的制定提供依据，并帮助患者家长建立合理的期望值。

四、影像学评估

影像学检查在人工耳蜗植入术前评估中是不可缺少且至关重要的部分，不仅可以显示与手术相关的解剖标志和重要解剖结构，测量解剖结构之间的距离，还能够在术前明确人工耳蜗植入的绝对禁忌证、相对禁忌证和妨碍人工耳蜗植入的其他颞骨异常。

（一）常用影像学检查方法

1. CT 检查 CT 检查用于显示颞骨正常结构和解剖变异、畸形和炎症等，但显示蜗后听觉传导通路及其病变较差。螺旋 CT 扫描有很多优势，可采用多平面重组技术完成所需各个断面的图像，采用最大强度投影、最小强度投影、表面阴影显示、容积再现技术及仿真内镜等技术获得各种三维图像，从不同角度观察各种结构、病变以及进行各种测量；64 排或以上的螺旋 CT 扫描仪在保证薄层图像质量的前提下可在 1～2s 内完成颞骨扫描，对于很多需行人工耳蜗植入的患儿 CT 检查时可不再常规使用镇静剂等。

2. MRI 可较好显示膜迷路、软组织、蜗后听觉传导通路及病变等。除了常规的 T_1WI 和 T_2WI 外，高分辨率 T_2WI 和三维内耳水成像可更好地显示内耳膜迷路和内耳道神经及其病变。三维内耳水成像采用最大强度投影重组膜迷路的三维图像，较好显示内耳膜迷路及内耳畸形，而最大强度投影重组内耳道神经的矢状面或斜矢状面（垂直于内耳道神经走行方向）显示内耳道内神经及其异常（神经发育异常或肿瘤）最佳。

3. 功能性磁共振成像 功能性磁共振成像是一种探测与特定任务或感觉刺激相关的脑功能活动的客观试验方法，主要用于评估听中枢，具有无创性、软组织分辨率高、空间分辨率和时间分辨率均较高等特点，可清楚显示听中枢的空间定位情况。

4. 正电子发射体层摄影术 其可获得脑功能的图像，灵敏度较高，但空间分辨率和时间分辨率较低。

（二）影像学检查在人工耳蜗植入术前的作用

1. 颞骨 CT 的作用 其是每位患者人工耳蜗植入术进路和耳蜗开窗的个性化"路径图"，术前明确与人工耳蜗植入术相关的重要解剖结构及其相互关系以提高手术成功率，尽可能减少手术并发症。

2. MRI 的作用 其显示蜗后听觉传导通路的形态和信号改变，高分辨率 T_2WI尤其是内耳水成像可用于术前评价蜗神经及耳蜗的液体间隙是否存在，包括显示耳蜗内纤维性和骨性闭塞以及蜗神经缺如或发育不良等。

3. fMRI 和 PET 的作用 其可客观地评估脑对听刺激的反应。

（三）人工耳蜗植入的绝对禁忌证的影像学表现及影像学检查方法的选择

双侧迷路未发育（Michel 畸形）时无耳蜗或前庭结构（图 4-3-1），听囊结构的外壁扁平，CT 显示最佳。双侧耳蜗未发育耳蜗缺如（图 4-3-2），前庭及半规管存在，CT 显示最佳。双侧内耳道内蜗神经缺如 CT 显示内耳道内径不足 2mm，斜矢状面高分辨率 T2WI 显示蜗神经缺如（图 4-3-3）。但内耳道内径不足 2mm 并不等于蜗神经缺如，因此，只有垂直于内耳道神经走行方向的矢状面或斜矢状面显示蜗神经缺如才最可靠。神经纤维瘤病 2 型（NF2）表现为双侧听神经瘤（图 4-3-4），MRI 显示最佳。蜗神经损伤的 MRI 除可显示炎症或肿瘤有明显强化外，其他情况一般不能明确显示。此种情况下，尽管听觉诱发电位可能有帮助，但 PET 或 fMRI

显示脑对听刺激有无反应对确定是否为禁忌证就是直接客观的依据。双侧听中枢发育不良时 PET 或 fMRl 显示脑对听力刺激无反应。脑干蜗神经核病变，表现为一侧或双侧蜗神经核病变，有病变的一侧不能进行人工耳蜗植入，而应选择对侧的健侧，而双侧蜗神经核病变不能进行人工耳蜗植入，MRI 显示最佳。急性化脓性中耳乳突炎或慢性化脓性中耳乳突炎急性发作，进行人工耳蜗植入容易使感染扩散，导致迷路炎或脑膜炎等，影像学表现为中耳乳突腔内密度增高影和气液平，CT 显示最佳。

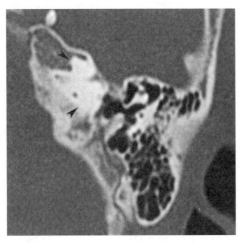

图 4-3-1 Michel 畸形的颞骨 CT 表现
颞骨横断面 CT 显示左侧内耳结构未发育，被致密骨
密度影替代，骨外侧缘扁平而缺乏向外凸的轮廓

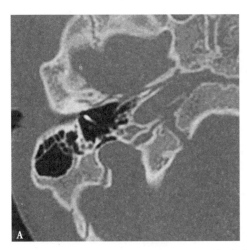
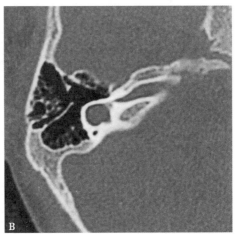

图 4-3-2 耳蜗未发育的颞骨 CT 表现
A 和 B 是不同水平的颞骨横断面 CT，A. 显示右侧耳蜗完全未发育；B. 显示前庭扩大，外半规管短粗

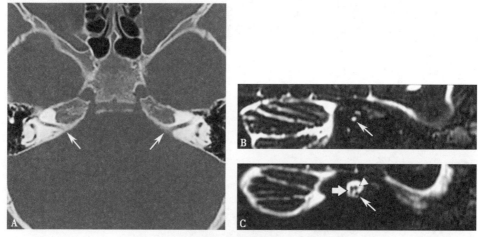

图 4-3-3　蜗神经缺如的颞骨 CT 表现

A. 颞骨横断面 CT，显示双侧内耳道狭窄（白箭）；B. 同一患者右侧内耳斜矢状面水成像 MPR 重建图像，显示右侧内耳道狭窄，其内充满高信号的脑脊液（白箭），正常前庭 - 蜗神经结构缺如。C. 正常右侧内耳斜矢状面水成像 MPR 重建图像，显示发育正常的面神经（白三角），蜗神经（白箭）及前庭神经（白箭头）

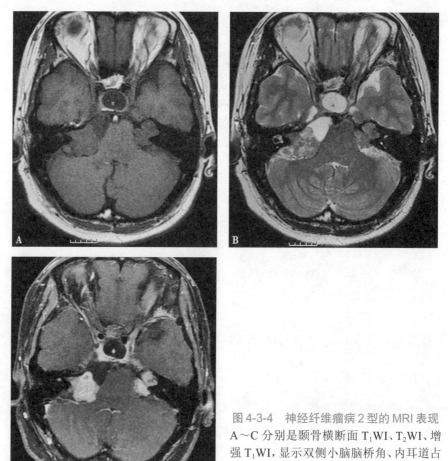

图 4-3-4　神经纤维瘤病 2 型的 MRI 表现

A～C 分别是颞骨横断面 T_1WI、T_2WI、增强 T_1WI，显示双侧小脑脑桥角、内耳道占位性病变（听神经瘤），呈等 T_1 混杂 T_2 信号，增强扫描病变明显强化

（四）人工耳蜗植入的相对禁忌证的影像学表现及影像学检查方法选择

共腔畸形时囊状耳蜗及前庭融合形成一个共同的腔，CT（图 4-3-5）和 MRI 均能显示。囊状耳蜗前庭畸形（耳蜗内阶间隔发育不全 I 型，incomplete partition type 1，ICP-1 型）的耳蜗及前庭已分开但呈囊状（图 4-3-6），没有内部结构，CT 和 MRI 均能显示。Mondini 畸形（ICP-2 型）耳蜗顶圈和中间圈融合在一起，CT 和 MRI 均能显示，采用 VRT 重组的 CT 三维显示较直观（图 4-3-7）。大前庭水管综合征（或大内淋巴囊）双侧前庭水管扩大和 / 或内淋巴囊扩大（图 4-3-8），CT 和 MRI 均能显示。闭塞型骨化性迷路炎 CT 平扫显示耳蜗、前庭及半规管为致密骨组织充填，膜迷路间隙闭塞；T_2WI 表现为高信号的膜迷路部分或全部消失或增强后 T_1WI 显示膜迷路部分或全部强化（图 4-3-9），虽然 CT 和 MRI 都可显示本病，但 MRI 可显示 CT 不能显示的未骨化的闭塞型骨化性迷路炎。

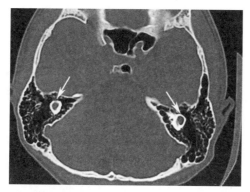

图 4-3-5　共腔畸形的颞骨 CT 表现
颞骨横断面 CT 显示双侧内耳未发育，前庭半规管融合成腔

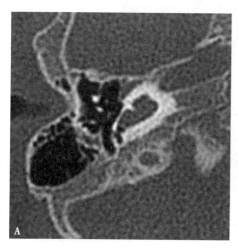
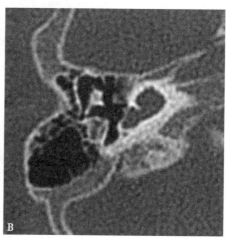

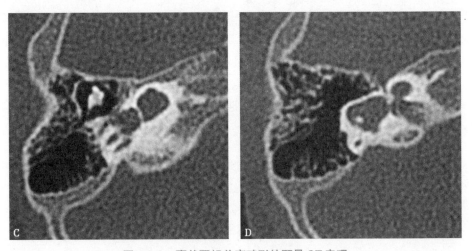

图 4-3-6　囊状耳蜗前庭畸形的颞骨 CT 表现

A～D 是不同层面颞骨横断面 CT，显示右侧耳蜗蜗轴发育不良，耳蜗呈囊状，前庭扩大，外半规管短粗

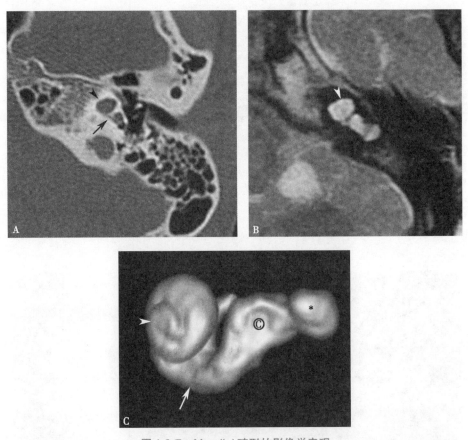

图 4-3-7　Mondini 畸形的影像学表现

A. 颞骨横断面 CT，显示左侧耳蜗中间圈和顶圈融合成一个囊；B. 颞骨横断面 T_2WI，显示左侧耳蜗中间圈和顶圈融合，蜗轴显示不清，左侧小脑中脚可见片状高信号影，为髓鞘发育不良；C. 内耳水成像 VRT 三维重建图像，显示耳蜗基底圈，而中间圈和顶圈融合成一个囊，同时合并前庭扩大（ⓒ）和半规管发育不良（*）

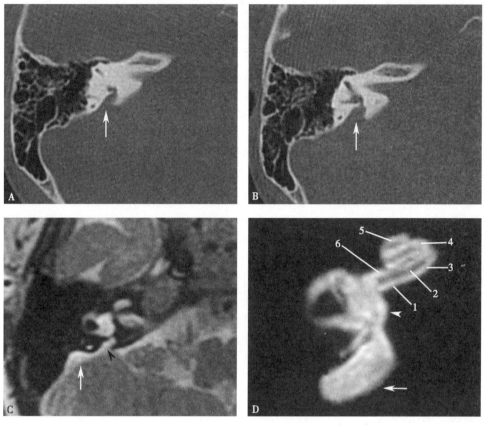

图 4-3-8　大前庭水管综合征的影像学表现

A 和 B. 颞骨横断面 CT，显示右侧前庭水管扩大；C. 横断面 T$_2$WI，显示右侧呈高信号影的内淋巴囊骨内部分和骨外部分扩大；D. 内耳水成像 MIP 重建图像，显示右侧内淋巴囊骨内部分和骨外部分扩大，而耳蜗正常，其中 1 为鼓阶，2 为骨螺旋板，3 为基底圈，4 为中间圈，5 为顶圈，6 为前庭阶

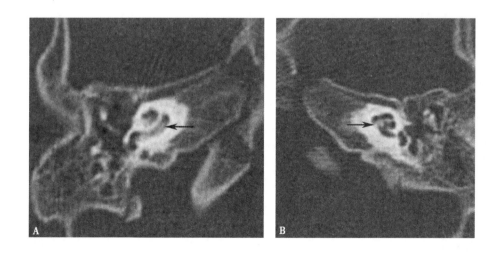

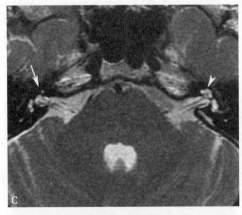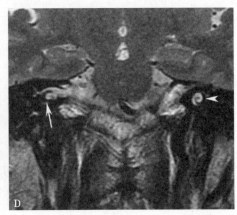

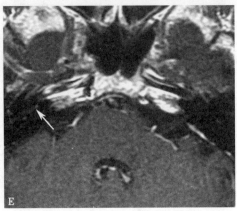

图 4-3-9 骨化性迷路炎的影像学表现
A 和 B. 颞骨横断面 CT,显示右侧耳蜗底圈条片状局灶性骨性密度影,左侧耳蜗局灶性骨性密度影,中耳乳突密度增高影;C 和 D. 分别是横断面和冠状面 T_2WI,右侧耳蜗基本未显示,右侧后半规管部分未显示,左侧耳蜗形态、信号正常;E. 横断面增强后 T_1WI,显示右侧耳蜗底圈节段性轻度强化,左侧耳蜗未见强化

（五）妨碍人工耳蜗植入的其他颞骨异常的影像学表现及影像学检查方法的选择

永存镫骨动脉、颈内动脉异位、颈静脉窝骨质缺损等患者进行人工耳蜗植入时发生出血的风险较高;面神经管鼓室段低位、面神经管乳突段前位或面神经管鼓室段和乳突段骨质缺损等患者进行人工耳蜗植入时发生面神经麻痹的风险较高,并在手术时影响了蜗窗龛的暴露和操作甚至无法植入耳蜗电极;双侧蜗窗先天性缺如或明显狭窄则需要钻开耳蜗骨质,然后将电极植入;耳蜗型耳硬化症患者在人工耳蜗植入后发生面神经刺激的概率增高,可能是由于耳蜗内电极刺激的电流通过海绵样变的骨质传导至面神经所致;有的内耳畸形患者伴有内耳道底与前庭或耳蜗相通,在人工耳蜗植入入手术中可出现淋巴液喷泉状涌出,临床上称为"井喷";慢性中耳炎伴有鼓膜穿孔者,如果炎症得到控制,可选择一期或分期手术,一期手术是指根治中耳乳突病灶,鼓膜修补(或乳突腔颞肌填塞和封闭外耳道)的同时行人工耳蜗植入术,分期手术指先行病灶清除,修复鼓膜穿孔或封闭外耳道,3~6 个月后行人工耳蜗植入术。

颈静脉球骨质缺损 CT 显示中耳腔内肿块与颈静脉球外上部分相延续。颈内动脉异位时 CT 表现为通过扩大的鼓室下部小管进入中耳的管状"肿块",并通过耳蜗岬与水平走行的颈内动脉岩尖段前内侧再相连。永存镫骨动脉,CT 表现为棘孔缺如以及鼓室面神经管前部轻度扩大。面神经管鼓室段低位的 CT 表现为鼓室段位于前庭窗水平或其下方，面神经管乳突段前位的 CT 表现为乳突段位于蜗窗水平或其前方，面神经管鼓室段和乳突段骨质缺损的 CT 表现为面神经裸露。双侧蜗窗先天性缺如或明显狭窄，蜗窗缺如或蜗窗的大小小于拟植入电极的直径，CT 测量蜗窗的大小最佳。耳蜗型耳硬化症 CT 表现为耳蜗圈周围斑片状或环形低密度影（图 4-3-10），典型表现为"双环征"。内耳畸形患者伴有内耳道底与前庭或耳蜗相通，常有脑脊液耳漏，CT 表现除了耳蜗畸形或大内淋巴囊等内耳畸形外，还表现为内耳道底与前庭或耳蜗之间的骨质缺损，但仅有内耳道底骨质缺损对诊断内耳道底与前庭或耳蜗相通的证据不足。最可靠的检查方法是 CT 脑池造影，表现为内耳道内高密度对比剂通过骨质缺损进入前庭或耳蜗，并可通过前庭窗或蜗窗进入中耳腔和外耳道（图 4-3-11）。慢性中耳炎 CT 表现为鼓室和，或乳突蜂房内有密度增高影。

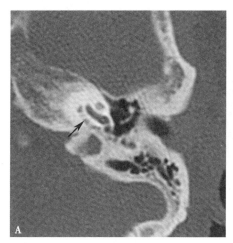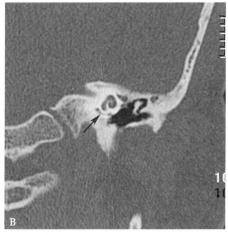

图 4-3-10　耳蜗型耳硬化症的颞骨 CT 表现

A 和 B 分别是颞骨横断面和冠状面 CT，显示左侧耳蜗周围可见环形低密度影，形成"双环征"

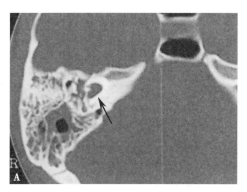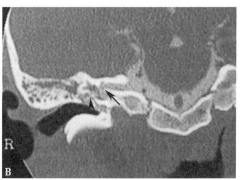

图 4-3-11　内耳畸形伴脑脊液耳漏的颞骨 CT 表现

A. 颞骨横断面 CT，显示右侧耳蜗顶圈和中间圈融合成一个腔，中耳乳突有密度增高影；B. 冠状面 CT 脑池造影，显示高密度对比剂从右侧内耳道与前庭之间的骨质缺损区进入前庭，然后通过前庭窗进入中耳腔

第四节　人工耳蜗植入技术

一、标准化人工耳蜗植入技术

（一）人工耳蜗植入手术适应证和禁忌证

人工耳蜗植入（cochlear implantation，CI）是改善重度至极重度听力损失患者听力的最佳治疗康复手段。其原理是人工耳蜗可拾取外界声音，并将声音信号转变成电信号后直接刺激听觉神经末梢的螺旋神经节细胞，使患者产生听觉，从而恢复听力和言语交流能力。据统计，我国 1995—2019 年共有 70 000 例植入人工耳蜗的案例。到 2019 年底，全球共有 70 余万人进行了人工耳蜗植入。

人工耳蜗植入涉及医学、听力学、生物医学工程学、教育学、心理学和社会学等诸多领域，需要医师、听力学家、言语病理学家、言语语言康复师、康复教师、工程技术人员及家长等共同组成人工耳蜗植入小组，协同开展工作。

（二）适应证

对于双耳重度或极重度听力损失患者，不能受益于特大功率助听器，诊断病变位于耳蜗者，可以选择人工耳蜗植入。

1. 语前聋患者的选择标准

（1）植入年龄通常为 1～6 岁。美国 FDA 批准人工耳蜗植入可应用于 12 月龄及以上的儿童，而在 2013 年中华医学会发表的人工耳蜗植入工作指南里认为植入年龄通常为 12 月龄到 6 岁。植入年龄越小，效果越佳，但要特别预防麻醉意外、失血过多、颞骨内外面神经损伤等并发症。目前不建议 6 个月以下患儿植入人工耳蜗，但脑膜炎导致的听力损失因面临耳蜗骨化的风险，建议在手术条件完备的情况下尽早手术。6 岁以上的儿童或青少年需要有一定的听力言语基础，有助听器配戴史和听觉言语康复史。

（2）双耳重度或极重度感音性听力损失（PTA 3Fs≥80dB）。经综合听力学评估，重度听力损失患儿配戴助听器 3～6 个月无效或者效果不理想，应行人工耳蜗植入；极重度听力损失患儿可直接考虑行人工耳蜗植入。

（3）无手术禁忌证。

（4）监护人和（或）植入者本人对人工耳蜗植入有正确的认识和适当的期望值。

（5）具备听觉言语康复教育的条件。

2. 语后聋患者的选择标准

（1）语后聋患者不受年龄段限制，只要全身状况可以耐受全身麻醉，都可以植入人工耳蜗。

（2）双耳重度或极重度感音神经性听力损失，依靠助听器不能进行正常听觉言语交流。

（3）无手术禁忌证。

（4）植入者本人和 / 或监护人对人工耳蜗植入有正确的认识和适当的期望值。

人工耳蜗植入适应证的选择一直在不断变化。最初人工耳蜗植入只适合于成人语后聋（程度为极重度听力损失），以后扩展到儿童；内耳畸形与耳蜗骨化以往都认为是人工耳蜗植入的禁忌证，随着人们不断地研究探索，这两项也不再是人工耳蜗植入的禁忌证了。因此，对人工耳蜗植入手术禁忌证的认识往往与当时人们对人工耳蜗相关领域的认识是分不开的。

人工耳蜗植入手术的禁忌证，应该从以下方面考虑：

1. 绝对禁忌证　内耳严重畸形（如 Michel 畸形），中耳乳突急性化脓性炎症。

2. 相对禁忌证　癫痫频繁发作不能控制；严重精神、智力、行为及心理障碍，无法配合言语康复训练。

随着人工耳蜗植入技术的发展，许多特殊情况的人工耳蜗植入也进行了临床实践，列举部分情况如下：

1. 脑白质病变　又称脑白质营养不良，是一组主要累及中枢神经系统白质的病变，其特点为中枢白质的髓鞘发育异常或弥漫性损害。如果 MRI 发现病变，需进行智力、神经系统体征及 MRI 复查。若智力、运动发育无倒退，除听力、言语外其他系统功能基本正常，神经系统检查无阳性锥体束征或体征无变化，MRI 脑白质病变区无高信号（DWI 像）；动态观察（间隔大于 6 个月）病变无扩大，可考虑人工耳蜗植入。

2. 听神经病（听神经病谱系障碍）　内毛细胞、听神经突触和 / 或听神经本身功能不良导致的听力损失。听力学检测有其典型特征，表现为耳声发射和 / 或耳蜗微音电位正常而听性脑干反应缺失或严重异常。目前，人工耳蜗植入对多数听神经病患者改善听觉有效，但部分患者可能无效或效果较差，因此术前必须告知患者和 / 或监护人相关风险。目前有关听神经病耳聋基因类型与有听力言语康复效果之间关系的文献报道较多，部分学者认为 OTOF 基因突变的患者，其病变以累及听神经突触及突触前型为主，而该类型听神经病谱系障碍患者进行人工耳蜗植入后可取得较好效果。

3. 双侧人工耳蜗植入　双侧植入可以改善声源定位功能、消除头影效应、增强降噪和双耳总和效应、安静和噪声环境下的言语理解能力，有助于获得更自然的声音感受，促进听觉言语和音乐欣赏能力的发展，增强学习能力。可以选择双侧同时植入或分期植入，但是，目前认为同期双侧人工耳蜗植入更能促进双侧听觉通路和听觉皮层的对称性发育，分期植入两次手术间隔时间越短，益处越大，越有利于术后言语康复。

4. 具有残余听力者的人工耳蜗植入　随着人工耳蜗手术的普及和推广，人们越来越重视微创人工耳蜗手术。最大可能保留患者术前的原有听力、最大可能减少手术损伤对术后患者获得一个较好的听力言语康复效果非常重要。具有残余听力者，尤其是高频陡降型听力损失者适合选择特殊电极，术后可以选择声电联合刺激模式等，这样术后的效果更佳。当然，术前须告知患者和 / 或监护人术后残余听力有下降或丧失的风险。

5. 合并内耳结构异常的人工耳蜗植入　与人工耳蜗植入相关的内耳结构异常包括共同腔畸形、耳蜗发育不良、耳蜗骨化、内耳道狭窄等，多数患者可施行人工耳蜗植入，但术前应组织病例讨论，术中谨慎处理，推荐使用面神经监测。术后效果个体差异较大。

6. 慢性中耳炎伴有鼓膜穿孔者的人工耳蜗植入 慢性中耳炎伴有鼓膜穿孔者如果炎性反应得到控制,可选择一期或分期手术。一期手术是指在根治中耳乳突病灶、鼓膜修补的同时进行人工耳蜗植入;分期手术是指先行病灶清楚、修复鼓膜穿孔或封闭外耳道,3~6个月后再行人工耳蜗植入。

（三）手术流程

1. 术前准备 手术需在全麻下进行,围手术期预防感染。术中必要时使用面神经监测仪。耳后常规备皮。

确定接收刺激器位置:接收刺激器应位于听眶线上方,与骨性外耳道水平轴线成45°角的延长线上,位置确定后,可以将亚甲蓝注射在颅骨面做标记。

2. 手术切口 距乳突尖上方5mm,距耳郭后沟5~10mm,做一个C形小切口(图4-4-1)。沿着乳突轮廓暴露出筋膜层,在这一层再做一个C形切口,暴露骨性外耳道和乳突。皮肤切口与筋膜层切口错开,不要重叠。

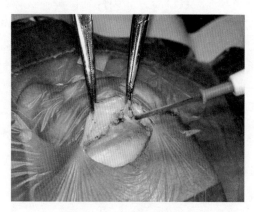

图4-4-1 做耳后皮肤切口
常规距乳突尖上方5mm,距耳郭后沟5~10mm
做长约3cm C形切口

3. 开放乳突腔 沿着乳突轮廓将乳突表面骨皮质完整凿下,手术后再将骨皮质复位,这样可以预防电极导线脱位,同时术后患者耳后不会出现塌陷。使用切割钻开放部分乳突腔,不必将整个乳突腔都开放。在骨皮质下方钻磨出一个骨槽,将电极导线置于其内,便于保护导线。充分暴露外半规管轮廓和砧骨窝,保持骨性外耳道后壁的完整(图4-4-2)。

4. 做植入床 参照亚甲蓝在颅骨面上的标记,按照不同种类人工耳蜗植入体模板,磨出一个与植入体形状,大小相同的骨槽,以便将接收刺激器放入其中,这一骨槽则被称为人工耳蜗植入床(图4-4-3)。

5. 开放面隐窝 面隐窝是由前方的鼓索神经,后方的面神经,上方的砧骨后拱柱三者围成的三角形。开放它的目的是经此暴露耳蜗,从而植入人工耳蜗电极。开放时尽可能磨薄外耳道后壁,尽量保留鼓索神经。开放面隐窝后,可以清楚地看到砧镫关节、镫骨肌腱和鼓岬,最终看清蜗窗龛(图4-4-4)。

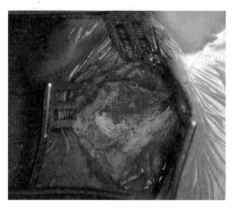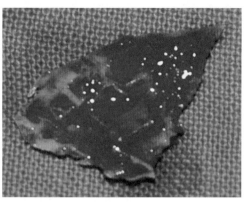

图 4-4-2　开放乳突腔
沿乳突轮廓凿下三角形骨皮质，留取备用

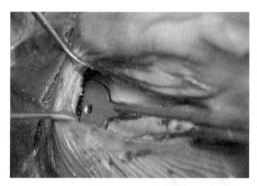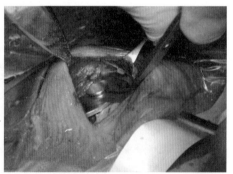

图 4-4-3　做植入床
按照不同类型人工耳蜗植入体模具，磨出骨槽，以备置入刺激接收器

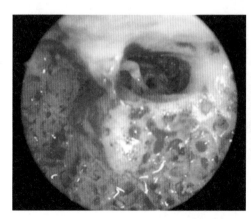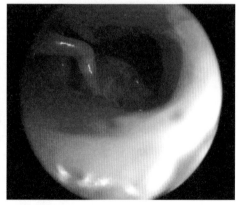

图 4-4-4　开放面隐窝，显露砧镫关节、镫骨肌腱、圆窗

6. 耳蜗钻孔　目前常用定位钻孔位置的方法有以下 4 种：

（1）蜗窗龛前下定位法：暴露蜗窗龛后，在其前下方用金刚钻钻磨鼓岬，即可进入耳蜗鼓阶。

（2）经蜗窗膜定位法（蜗窗入路）：磨掉蜗窗龛龛沿骨质，暴露出蜗窗膜，刺破蜗窗膜后直接进入鼓阶。

（3）蜗窗龛与前庭窗连线法：过蜗窗龛中点向前方引一条直线，再过前庭窗龛中点向下方引一条直线，大约从两条直线的交点处钻磨骨质即可进入鼓阶。

（4）两倍镫骨头直径定位法：参照镫骨头直径，向镫骨肌下方移动两倍镫骨头直径的距离，向下钻磨骨质即可进入鼓阶。这种方法尤其适合于蜗窗龛位置过于靠后，而面神经位置又过分靠前时。

通常使用 0.5～1.0mm 的金刚钻行耳蜗钻孔，钻孔直径大小取决于植入人工耳蜗的种类。钻孔后或者划开蜗窗膜后可以看到外淋巴液缓缓地流出来，有些内耳畸形患者外淋巴液涌出激烈，可以出现"井喷"现象。

7. 固定植入体　将接收刺激器放入植入床内，电极导线置入植入床通向乳突腔的通道内，固定接收刺激器。目前一些新型人工耳蜗，由于植入体较小、较薄，可以不用固定植入床（图 4-4-5）。

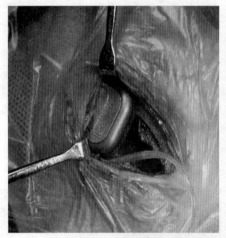
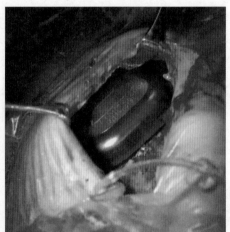
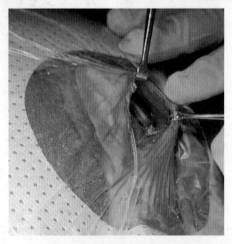

图 4-4-5　置入刺激接收器于之前磨出的骨槽中

8. 植入电极　将电极轻柔地插入鼓阶，插入的方向与耳蜗自然旋转的方向一致。左侧顺时针方向旋转，右侧逆时针方向旋转，尽可能将电极全部插入鼓阶。插入的深度视电极的种类而有所不等，通常为 15～31.5mm。将电极插入鼓阶后，用小块结缔组织或颞肌填充钻孔或者蜗窗周围，以封闭造口，避免外淋巴漏（图 4-4-6）。

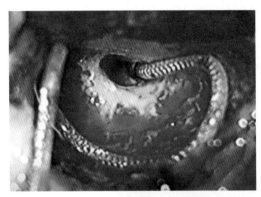
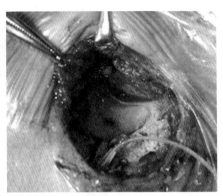
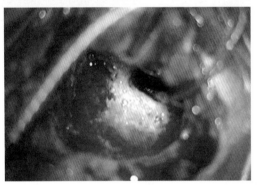

图 4-4-6　植入电极

9. 电极测试　电极测试包括电极阻抗测试、神经反应遥测和电刺激听诱发电位等。电极测试的目的包括两方面，其一检测电极的工作状态是否正常，其二检测患者是否收到了听觉刺激信号以及对此做出的反应。测试时应将手术切口复位，将外接线圈装入无菌手套后置于对应接收刺激器位置的皮肤上，由于磁力吸引的缘故，两者自动吸附，然后进行电极测试。

10. 缝合切口　如果电极测试结果正常，可以逐层缝合切口（图 4-4-7）。

11. 伤口引流和包扎　人工耳蜗植入术后切口原则上不需要引流。72h 后打开绷带，检查伤口并换药，7～10 天后拆除伤口缝线。应用广谱抗生素 5～7 天，预防感染。

12. 术后 X 线检查电极位置　术后必须常规行耳蜗 X 线检查，了解电极插入的位置、插入深度以及电极是否扭曲、打结等，特殊病变可以做颞骨 CT 检查。

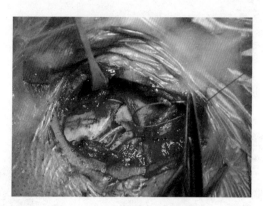

图 4-4-7　逐层缝合，关闭术腔

（四）注意事项

1. 在不损伤电极的情况下将电极深深地插入到鼓阶内。

2. 确保电极和植入体不移动。

3. 在不损伤电极和植入体的同时，也不能损伤电极和植入体周围的结构，如头皮、外耳道、鼓膜、面神经等。

4. 术中严格无菌操作。

上述原则在具体实施时要考虑不同植入装置的形状、大小等因素。

（五）人工耳蜗植入术后并发症

减少人工耳蜗植入术后并发症以及减少植入装置有关的并发症一直是手术医生和研究人员努力的方向。

1. 手术有关的并发症

（1）头皮皮瓣相关的并发症：感染、坏死、皮瓣过厚、术后血肿。

（2）中耳炎及脑膜炎：相对少见。

（3）面瘫：较少见，主要由于术中损伤面神经。

（4）耳鸣和眩晕：较常见，成人出现概率更大。早期迟发眩晕可能与迷路炎有关，需要进一步观察以除外感染性并发症。前庭康复有助于缓解人工耳蜗植入后出现的眩晕。

（5）植入体移位：比较常见。

2. 与植入装置有关的并发症　人工耳蜗与植入装置有关的并发症即刻出现的植入装置故障可能与下列因素有关：装置本身设计缺陷、插入电极时损伤电极、电极未植入耳蜗。术中监测包括电极阻抗测试、电刺激听觉诱发电位、镫骨肌反射、神经反应遥测，其不仅可以证实植入装置工作状态是否正常，还可以证实患者中枢神经系统对声刺激是否有反应。术中在患者尚未清醒时，最好做 X 线片检查电极植入位置。一旦发现电极扭曲或者插错位置可以立即补救。

随着科技发展，植入装置的设计和制造技术也在逐步发展，植入装置相关并发症的再手术率也在日益下降。通常来说硬件故障更多见于软件故障。植入装置故障需再植入新电极多见于以下情况：接收刺激器故障、电极变短、绝缘体破坏、外伤后陶瓷植入体破裂。术前需确定植入体是否正常无损，由包括听力师、手术医师以及人工耳蜗公司方面共同进行评估，由人工耳蜗制造商对植入体进行工作状态测试，最终才能得出结论。再植入手术中取出的植入体应小心保护避免额外损伤，然后交给人工耳蜗公司分析故障原因。取出植入体手术时，不要使用单极电烧，以免进一步损害植入体或患者耳蜗内的神经细胞。

3. 面神经刺激　面神经刺激是人工耳蜗术后并发症，它通常在关闭相应的电极后消失。面神经刺激的原因包括电极插入时骨质的损伤、组织阻抗的变化、从鼓阶到面神经的异常释放的电流等。有学者发现这种症状常常出现在耳硬化症患者人工耳蜗植入后，其原因可能是电流通过硬化的骨壁传导导致面神经刺激，因为迷路段面神经非常靠近耳蜗鼓阶。这种电流传导也可经解剖变异的骨壁传导。弯电极装置由于靠近蜗轴远离鼓阶外侧壁，可能会减少对面神经的刺激。

4. 并发症统计　学者研究发现 CI 并发症发生率为 1.55%～5.7%，其中切口感染最为常见。随着时间的推移，主要并发症出现的概率在不断下降，这与以下因素有关：术者手术经验的多少、手术医生是否受过系统的培训、是否重视并避免以往的失误等。手术中精巧的操作技巧、合适的植入装置固定技术都非常重要。植入装置故障与机械制造工艺或外力刺激有关，应通过提高装置设计的安全性和稳定性降低。

一旦出现并发症，就应对其密切观察并积极处理。

二、特殊情况人工耳蜗植入

（一）先天性内耳畸形

既往有学者报道过内耳畸形伴有极重度感音神经性听力损失（如 Mondini 畸形）可以行人工耳蜗植入。但是，内耳畸形状态下人工耳蜗手术的风险很高，如畸形耳蜗与内耳道之间的骨壁菲薄或缺失，术中鼓阶钻孔时容易出现脑脊液漏，术后可能会导致脑膜炎出现；耳蜗畸形常常合并其他畸形，如术中缺乏解剖标志、蜗窗与前庭窗缺失、面神经位置或走行异常等；如前庭水管扩大，内淋巴囊可能与脑脊液相通，术后容易出现脑脊液漏。

对先天性内耳畸形患者进行人工耳蜗植入的条件是，耳蜗结构虽畸形但依然存在，因此，内耳畸形中迷路缺失和耳蜗未发育者不适合人工耳蜗植入，而耳蜗发育不全、鼓阶间隔发育不全（Mondini 畸形）、共同腔畸形、前庭畸形、前庭水管扩大则可以行人工耳蜗植入。单纯前庭水管扩大患者电极插入时比耳蜗畸形患者相对容易，耳蜗畸形患者术中容易出现"井喷"。减少"井喷"发生的注意事项：

1. 术前注意事项

（1）除了常规评估外，建议行高分辨率颞骨 CT 及 MRI 检查，明确其 Jackler 和 Sennaroglu 法分类。

（2）了解面神经位置及走行特点，并做好应对准备，常规面隐窝入路受阻时，应考虑前后鼓室联合入路或经半规管入路。

（3）行鼓岬电刺激实验，了解听神经反应。

（4）准备好应对外淋巴漏或脑脊液漏。

（5）共同腔畸形患者最好使用直电极的人工耳蜗装置，由于该类畸形耳蜗螺旋神经节细胞存在于耳蜗外侧壁上的可能性大,使用直电极可以更好地保证电极贴壁,从而最大限度地刺激外侧壁上的螺旋神经节,理论上可获得更好的术后效果。

2. 术中注意事项

(1)配备面神经监测仪、神经反应遥测和电刺激听诱发电位等电生理监测手段进行术中监测。

(2)怀疑畸形耳蜗与内耳道或蛛网膜下腔相通时,在鼓岬钻孔前最好使用甘露醇降颅内压,以减小压力。

(3)植入电极时,操作要轻柔小心,以免将电极插入内耳道内。

(4)鼓岬钻孔一定要封闭严密。可使用颞肌筋膜、结缔组织、生物蛋白胶等,防止术后出现脑脊液漏。

3. 术后注意事项

(1)如果术中井喷严重,术后可考虑继续应用甘露醇降低颅内压,用量酌情。

(2)常规 X 线片检查电极位置,必要时行颞骨 CT 检查。

(3)对于耳蜗共同腔畸形的患者,术后应长期随访,这类患者易出现电极移位、电极故障情况。

内耳畸形患者(如前庭导水管扩大、Mondini 畸形等)人工耳蜗植入后听力与耳蜗结构正常植入者无明显差异,言语辨别率也无明显差异。重度内耳畸形患者(如共同腔畸形等)术后也可获得听觉效果,但康复周期显著延长。可见内耳畸形不是人工耳蜗植入的绝对禁忌证,但术前需筛选适应证。

(二)内耳道狭窄合并蜗神经缺失/发育不良

以往一般认为内耳道直径不足 2mm 是人工耳蜗植入的禁忌证,这是因为内耳道狭窄者存在蜗神经缺失或蜗神经发育不良(cochlear nerve deficiency,CND)的可能性大。既往 CND 被认为是人工耳蜗植入术的禁忌证。先天性感音神经性听力损失患者中 2.5%～21.2% 存在 CND。

早期学者建议对诊断为 CND 的患者行听觉脑干植入术,将电刺激直接作用于脑干起始部的耳蜗核。但开颅手术风险较高,术后电极移位及脑脊液漏的并发症较多,同时研究发现即使患者听觉脑干植入术后能重获听觉,其言语感知能力仍较差,目前这一技术多用于蜗神经发育不良患者人工耳蜗植入术后无效的再次手术。CND 患者 CI 术后效果要差于正常神经结构的患者,各家报道存在较大差异,大部分 CND 患者能在耳蜗术后受益,但也有部分患者在佩戴耳蜗多年后仍没有听觉反应。此外,大部分 CND 患者可在术后发展出封闭式言语识别能力,其开放式言语识别能力有限。

(三)脑膜炎

细菌性脑膜炎是导致儿童获得性听力损失和耳蜗骨化的最常见的原因,约 5% 的患者会出现双耳重度到极重度感音神经性听力损失。由于针对流感嗜血杆菌、脑膜炎奈瑟球菌以及肺炎链球菌疫苗的使用,细菌性脑膜炎的患病率明显下降;目前肺炎链球菌是最常见的致病病原体。除了不同程度的听力下降外,耳蜗持续性的纤维化和骨化形成是此类患者的主要特点。文献报道,耳蜗纤维化和骨化形成通常在发病 4～8 周开始,甚至可持续长达 30 年,严重时可导致耳蜗完全骨化闭塞。因此早期进行脑膜炎患者的听力评估，筛选人工耳蜗适应证患者，可以减少延迟评估导致的耳蜗闭塞风险，降低人工耳蜗植入难度，避免无法植入耳蜗的情况。影像学检查在临床决策中起到了重要作用，内耳 MRI 能早期发现迷路炎及纤维化情况，颞骨 HRCT 能够明确耳蜗内区域是否钙化。因此对于脑膜炎导致听力损失患者而言，应早期进行听力及影像学评估，早期筛选人工耳蜗适应证患者。另外对于双耳耳蜗完全骨化闭塞患者，无法进行人工耳蜗手术，可以通过听觉脑干植入获益。

（四）耳硬化症

耳硬化症病因未明，是一种岩骨骨质吸收，而取代之致密、不规则的硬化骨质的病变，可累及前庭窗、耳蜗周围骨质，常常表现为进行性的听力下降。临床上白种人发病率较高，我国发病率较低，以青壮年为主。耳硬化症患者早期可表现为传导性听力损失，随着疾病进展，晚期可以发生感音神经性听力损失。1961 年House 等人首次将伴有严重混合性听力损失耳硬化患者定义为晚期耳硬化症，纯音测听表现为气导听阈 >=85dB HL，骨导听阈无法测出（当时技术水平限制）。之后其他学者使用言语分辨率结果丰富晚期耳硬化症概念：当耳硬化症患者出现感音神经性听力损失及言语分辨率下降（<100%）时，即可称为极晚期耳硬化症。需要注意的是晚期耳硬化症不涉及影像学评估，为单纯的听力学概念。

颞骨 HRCT 在评估耳硬化症患者的病变范围、手术方式选择及预测手术难度方面起到重要作用。耳硬化症病变根据病变累及范围可分为：①前庭窗型耳硬化症（病灶侵及前庭窗、镫骨及环韧带）；②耳蜗型耳硬化症（病灶侵及蜗窗、蜗管、半规管甚至内耳道）；③混合型耳硬化症（前两者同时出现）。

目前对于晚期耳硬化症而言，其干预手段无统一标准，目前主要有 3 种治疗手段：①观察保守，配合使用助听器；②镫骨手术，术后配合使用助听器；③人工耳蜗植入。每一种治疗方式都各有优缺点，镫骨手术配合使用助听器费用相对低廉，但是可能存在增加感音神经性听力损失听力加重甚至极重度听力损失的风险，部分患者其效果难以预测。人工耳蜗可以达到较好的听觉效果，但是其缺点在于存在面神经刺激症状以及电极植入难度增加，且随着疾病的进展可能存在耳蜗电极移位的风险。

（五）耳蜗骨化

引起耳蜗骨化最常见的原因是脑膜炎，其他如耳硬化症、外伤、内耳自身免疫疾病及颞骨肿瘤等。由于考虑到电极很难被插入耳蜗、残存神经细胞数量不足等，耳蜗骨化曾被认为是人工耳蜗植入的禁忌证。随着临床技术的发展，目前耳蜗骨化不再是人工耳蜗植入术，而且耳蜗骨化患者人工耳蜗植入术后效果与耳蜗结构正常者术后无明显差别。目前认为只要电极植入深度足够，耳蜗底转骨化程度与术后听觉效果无关，其效果甚至可以与没有骨化的患者相比。1996 年Balkany 等将耳蜗骨化分为蜗窗龛骨化、耳蜗底转骨化和超出底转范围的三种骨化类型，术中依据耳蜗骨化程度的不同而采取不同的电极植入方式。Steenerson等认为如果仅仅是鼓阶骨化，可以将电极植入到前庭阶，术后效果与鼓阶内植入法相同。如果骨化仅仅局限在底转范围内，可以将骨化或纤维化成分清除后将电极植入中转和顶转。如果骨化范围超过底转,可以采用 Gantz 等提出的"嵌入法"(inlay technique),沿着蜗轴将骨化部分磨出一骨槽,然后将电极置入骨槽内,上面用颞筋膜等覆盖。有学者认为应用由 2 个短电极阵列组成的双电极列分别植入耳蜗基地回和第二回。对于骨化严重患者,亦可采用部分电极植入。手术医师应根据自己的手术技能、积累的手术经验,从患者的利益出发,权衡利弊,选择最佳的电极植入方式。

（六）人工耳蜗再植入术

人工耳蜗再植入的原因包括:第一次未植入成功或植入位置不对,电极脱出,植入体故障,术后感染以及耳蜗骨化等。再植入手术通常不难,但纤维化或骨化可能影响耳蜗腔隙的开放。术前应做好术中清理骨化物的准备,如果骨化严重,也可以选择对侧行人工耳蜗植入。植入过程中应规范手术操作避免造成额外损伤和损伤电极,尽量取出电极的同时需要尽快插入新电极。取出的旧电极后应将装置交给耳蜗公司分析故障原因。有研究发现二次植入人工耳蜗术后言语感知能力与第一次植入术后相比效果相同或者更好。

（七）其他特殊情况

除了以上特殊情况下的人工耳蜗植入外,单侧听力损失、老年性听力损失、成人语前聋以及听神经瘤患者的人工耳蜗植入也是国内外研究的热点。随着人工耳蜗植入适应证的不断扩大,单侧听力损失患者的听力康复已经成为国内外学者的研究热点。尽管中国人工耳蜗指南尚未将单侧重度极重度感音神经性听力损失纳入人工耳蜗植入适应证,欧洲已经将成人单侧听力损失纳入人工耳蜗植入适应证。研究表明,单侧听力损失患者能够通过人工耳蜗植入改善语言感知、声源定位以及耳鸣情况。研究发现 45 岁至 65 岁间听力的保留将减少 9% 的痴呆发生,因此对于老年性听力损失患者而言,人工耳蜗植入没有绝对的年龄限制研究发现老年性听力损失患者人工耳蜗植入一年后能够获得认知能力的改善。《人工耳蜗植入指南（2013）》中将语前聋患者的植入年龄选定为 12 月龄~6 岁,但是对于青少年及成人语前聋患者依旧是临床工作者的关注的重点。由于长期的听觉剥夺,这些患者不被认为是良好的人工耳蜗候选者。研究表明,与儿童相比,成年后植入人工耳蜗的语前聋患者通常在言语感知方面获得有限的改善。

第五节　人工耳蜗植入后调试、康复及效果评估

一、人工耳蜗植入后调试及注意事项

人工耳蜗植入者于术后 1 个月左右开机,由专业人员为患者安装体外设备并进行首次调试。由于患者的电极阻抗、神经通路及听觉中枢对输入声音的感受可能随时间和经验的积累而变化,因此还应定期对程序进行调试,目的是使人工耳蜗适合每个个体,为患者提供舒适有效的听觉。一般在开机后 1 个月内每周调试一次,之后根据患者的情况每半个月或一个月调试一次,待调试参数稳定后逐渐延长调试间隔至 3 个月一次,最后间隔延长直到每年调试 1 次。

开机后听力师将根据患者的情况选择言语处理方案，即决定以何种方式将输入的声信号转化成直接作用于听神经的电脉冲刺激，并得到最基本的心理声学参数（阈值和舒适阈）。患者的年龄、术前的听觉、主动配合调试的能力等都将影响调试的过程。

调试的主要内容包括电极阻抗测试、阈值和舒适阈测试、电极间响度平衡测试、电极排序测试等。

（一）电极阻抗测试

用于测试植入的人工耳蜗电极功能是否正常。有研究显示，术中电极阻抗值最低，术后 1 个月最高，随后逐渐下降，并趋于稳定，这可能与不同时期电极周围的环境变化有关。电极阻抗值过高提示可能存在断路、电极未与组织液或组织接触等；过低则可能存在短路，此时应关闭阻抗值异常的电极。如果电极引起患者面肌痉挛、疼痛等非听性反应，也应予关闭。

（二）阈值和舒适阈测试

阈值（threshold level）即 T 值，是指患者可听到的最小的电流刺激级，舒适阈（comfortable level）即 C 值，是指患者不产生不适响度感觉的最大电流刺激级。二者的差值即为动态范围。需要注意的是，T 值和 C 值没有特定的值，也没有正常值范围，不同患者的数值并不相同。

T 值和 C 值的测定包括主观和客观测试方法，可根据患者的年龄来选择相应的方法。阈值测试成人可采用与纯音测听相同的方法，如听到声音举手等。儿童则采用与小儿行为测听相同的方法。小儿行为测听是人工耳蜗调试的有效方法之一，大多数小儿可以一次性完成指定电极通道的测试，3 岁以内的幼儿可能需要更多的测试次数，配戴过助听器的患儿更易于配合测试。舒适阈测试时同样应根据患者的年龄来选择相应的方法。成人可使用语言表达或指图的方法。儿童则采用语言表达、指图或行为观察的方法。

1. 主观测试方法

（1）T 值测试：包括视觉强化测听和游戏测听。前者适用于 7 个月～2.5 岁的小儿，后者适用于 2.5～6 岁的小儿，但还要根据患儿的智力、身体发育水平、术前助听器配戴和接受康复训练的情况来综合分析。

测试前需先确定患儿能否听到声音。通常选定某一通道，逐渐提高该通道的刺激电流水平，同时密切观察患儿是否出现转头、眨眼、微笑、皱眉、停止身体转动等表情或肢体行为反应。一旦患儿出现这些反应，即说明患儿已觉察到电刺激信号，即可在此条件下进行听觉条件化训练。

1）视觉强化测听：视觉强化测听是将电刺激转换成的听觉信号与光、玩具等相结合，在患儿保持专注与安静时，给出电刺激信号，密切观察患儿反应，并迅速跟随显示灯箱的奖励玩具。待条件化建立后，则可逐渐降低电刺激信号强度，直到得到能使患儿产生反应的最低电刺激强度，即为 T 值。近年来有报道采用多媒体 VRA，即用电子相框、液晶屏幕等替代传统的灯箱，更能激起患儿的兴趣，获得准确的 T 值。

2）游戏测听：游戏测听是使用阈上刺激作为刺激信号强度，通过听声放球或听声插片等简单及重复性游戏，建立条件化后，即可进行阈值测定。

（2）C值测试：测试某一特定的电极时，可以逐步增强电刺激强度，直到达到患者的响度不适阈（LDL）。对于不能配合的患儿，可使用行为观察方法进行测试，如出现突然抬头、痛苦表情、哭闹，甚至摘掉耳蜗外部装置等。对于能够配合的儿童，可使用指图的方法测试，如在纸上画3个脸谱，一个表示声音太大，一个表示适中，一个表示声音太小。请患儿在听到声音后指认属于哪种情况。一般来说，C值位于T值和LDL动态范围的70%强度左右，但由于个体差异，在实际测定时还要通过行为观察来确定。随着人工耳蜗使用时间的增加，动态范围呈逐渐增加的趋势。

2. 客观测试方法　客观测试方法包括神经反应遥测记录电诱发听神经复合动作电位（electrically evoked auditory nerve compound action potentials，ECAP），电刺激诱发听觉脑干电位（electrically evoked auditory brainstem response，EABR）、电诱发镫骨肌反射（electrically evoked stapedius reflex，ESR）等。这些方法客观无创，简单方便，不受受试者心理、行为因素的影响，无需患者的主观配合，适合于年龄较小，不能配合的婴幼儿。神经反应遥测是给予一定的电流刺激，记录听神经的电诱发复合动作电位。有研究显示，EABR、ECAP阈值与T、C值间均存在显著性相关，所有EABR阈值和ECAP阈值均大于T值，且对大多数患者来说小于C值。给予EABR阈值或者ECAP阈值强度的刺激时，患者是肯定能够听到声音的。这对于那些不能提供可靠主观反应的患者来说具有重要意义。根据客观测试的阈值可以较准确地预测小儿人工耳蜗植入者的C值，从而在较短时间内测定患者的动态听觉范围，减少因患者疲劳、注意力不集中、配合不良及调试者经验不足等因素对调试准确性的影响。

尽管这些客观检测可用于儿童人工耳蜗调试，但行为测试仍然是最基本、最有效的测试技术，不过客观测试有助于验证行为测听得到的刺激参数的准确性，是行为反应测听的重要补充手段。协同运用主观心理物理测试与客观测试，可使调试更为准确、快捷，特别适合于各种原因导致的患者配合不佳的情况。

（1）电极响度平衡测试：在成人语后聋耳蜗植入患者中，当输入信号在每一电极C值处产生相同的响度时，患者的言语辨别能力最佳。当该响度平衡被打破时，患者的言语辨别能力将出现明显的下降。言语信号中强度信息损失及响度较轻的电极中频谱信息的损失，可能导致患者言语识别能力降低。因此需要对人工耳蜗患者进行电极间响度平衡测试，以减少原始声音信号经人工耳蜗系统处理产生的失真。

由于各电极产生的音调存在差异，为避免电极间音调差异对测试的影响，可选择相邻的2～3个电极进行测试，调试人员根据患者的反应对电极参数进行必要的调整。响度平衡测试时使用的强度可为T值、C值或二者动态范围的50%～70%。对于儿童，特别是缺乏聆听经验的儿童，电极间响度平衡测试很困难，可根据响度不适阈的测试结果确定患者舒适阈，在响度不适阈下一定的动态范围内，近似地实现电极间响度平衡。

（2）电极排序测试：电极频率范围的分布应与耳蜗感受音调的部位相对应，即位于蜗底部的电极产生高音调，位于蜗顶部的电极应产生低音调。如果二者有明显差别，则需要对这些电极重新进行排序。可以采取连续刺激从蜗顶到蜗底的电极进行，让患者指出音调的变化顺序是否从低到高。

二、人工耳蜗植入后康复训练

（一）术后听觉言语康复训练的重要性

重度或极重度感音神经性听力损失患者无法感知外界声音，因而将影响其对言语的感知，出现语言发育障碍，即听力言语障碍。植入人工耳蜗后，为患者学习、理解、表达语言提供了必要的条件，因此可以说成功的手术是患者重新获得听觉的前提。

但是人工耳蜗只是使患者具备了重获听力的基础，并不意味着植入人工耳蜗就自然能听、说。此时患者的听觉需要给予刺激反复强化，以适应和理解各种声音，在此基础上学习语言的发音和理解语言的含义。就如听力正常的新生儿在出生后，虽有良好的听觉，但也必须有长期、反复的语言学习过程，才能具备正常的语言能力。听力康复训练有助于提高听力受损者的言语理解和交流能力，使患者更全面地适应人工耳蜗听力。研究显示，患者经康复训练后，其元音、辅音以及声调识别能力均得到提高，对清晰音素和声调的识别能力也有提高，音乐旋律识别能力也有显著提高。只有经过科学、正规的听力言语康复训练，患者才能在感知语言的基础上，学会、掌握语言，进而运用语言。因此，有效的康复训练是患者重回有声世界的必要手段。

（二）术后听觉言语康复训练的原则

听觉口语训练法是具有逻辑性的严格的指导原则，是指借助助听设备（助听器或人工耳蜗），将听觉、语言、认知依其自然发展之程序结合起来，在有意义的情境中透过会话式的互动，使听力损失儿童发展听力继而发展口头语言。听觉口语法只适用于有适当残存听力的听力损失者，而由于助听设备的发展，很多听力损失者都能获得一定的听觉补偿，因此听觉口语法不仅适合于人工耳蜗术后患者，也适用于配戴助听器后听觉补偿比较理想的听力损失儿童。

听力损失儿童的听觉言语训练，应符合小儿语言发展规律，按听力损失儿童的"听力年龄"分阶段从浅到深逐步进行。在训练中应注意以下事项：

1. 设定合理的发展目标。
2. 听觉与语言言语康复结合进行。
3. 坚持一对一的个别化听觉训练。
4. 在听觉训练中避免视觉、触觉等辅助手段。
5. 在游戏活动中进行听力训练。
6. 促进患儿听力语言和智力、心理全面发展。
7. 要从听力损失儿童熟悉和感兴趣的内容入手。
8. 坚持鼓励的原则。
9. 定期评估。
10. 家长积极主动参与。

（三）术后听觉言语康复训练的方法

1. 听力康复训练　听觉发展过程包括察觉阶段、分辨阶段、确认阶段、理解阶段，训练者应根据患儿听力水平所处的阶段制定相应的康复训练方案。不同程度听力损失的患者所需的听力康复训练材料也不同，但哪种方案和材料更能最大化发挥人工耳蜗的功能，更适合于某一个体，仍需要不断探索，为患者制定个体化的康复方案。

（1）听觉训练的内容

1）判断声音有无能力的培养。

2）听觉注意能力的培养。

3）分辨不同声音能力的培养。

4）选择性听取能力的培养。

5）听觉反馈能力的培养。

（2）听觉训练的步骤

1）感知声音的有无：选择不同振幅、频率、时长、音质及音色的声音让患儿感受声音的"有"或"无"。应多选择有意义的声音，还应采用"林氏六音"法进行训练。

2）感受声音的差异：让患儿理解不同的声音代表不同的含义，体会到各种声音是有差异的。

3）闭合式辨听：即有选择范围的辨听。遵循选择范围由小到大，关键词数量由少到多，词语内容由易到难的原则。

4）半开放式辨听：当听力损失儿童能够准确辨听以独立形式出现的词语以后，可提高难度，将其放到有综合背景的较复杂的状况中。

5）开放式复述：不给出选择范围，训练者任意给出一个词语内容，让听力损失儿童复述。包括直接提示、间接提示和没有任何提示的复述。

6）开放式对话交流：在察觉、分辨、理解和表达的基础上进行言语交流，而不再是单纯的模仿复述。包括：①相关内容的对话，即前后话语之间是相互关联的，由前一句话可以推断出后面的内容；②无关内容的自由对话，即每句话没有任何关联，无法做出主观推测。

上述训练步骤并不是固定不变的，可以根据听力损失儿童的水平灵活掌握，必要时调整训练步骤。

（3）听觉训练的技巧和策略

1）听觉优先：出示物品前，先说出物品名称或先进行描述。

2）要正面、积极，多给孩子鼓励。

3）让游戏更有趣。

4）增强孩子的好习惯，做好示范行为。

5）重视随机教育。

6）目标具体，小步前进。

7）及时记录评估。

8）充分考虑孩子的个体特性。

2. 言语语言康复训练　语言训练的内容包括：①积累基本词汇；②对话能力的培养；③阅读能力的培养。无论是在康复机构还是在家庭中，都应当注意在日常生活中帮助孩子学习语言，在训练中强化语言输入，正确引导患儿与别人进行交流。要教导患儿克服心理障碍，为其创造用语言交换信息的环境，避免学而不用。

（1）基础训练：

1）呼吸训练：包括深呼吸训练，扩胸运动，声气结合训练等。

2）构音器官训练：如唇、舌、腭、齿的训练。

3）发音训练：从简单的元音开始，最好让所发的音有某种意义，而不是单调、抽象的音素训练。

（2）言语训练：是指通过各种训练活动，发展听力损失患儿的语言能力，建立语言意识，能够理解他人语言，并正确表达自己的意思。语言训练包括词汇、词组、完整句子、对话交流等几个阶段的训练。

在言语语言训练中，应注意以下几点。

1）在训练中尽量为听力损失儿童设计和提供相应的语言环境。

2）从听力损失儿童对语言的理解入手。

3）采用直观有趣的训练形式。

4）尽量为听力损失儿童创造良好的语言环境。

5）强调语言的完整性。

6）循序渐进，坚持不懈。

（四）术后家庭康复训练

听力损失患儿植入人工耳蜗后，应该到具备一定条件和经验的康复机构进行训练。这些机构为儿童提供了利于强化使用人工耳蜗设备的条件，患儿能同时接受集体教学和个别化训练。但是机构康复也有一定的局限性。由于其费用较高，对一般家庭来说，经济负担很重。对于低幼患儿，由于生活不能自理，在康复机构训练有一定的难度。而且随着越来越多的患儿接受人工耳蜗植入术，机构集中训练已显得供不应求。

家庭康复训练是人工耳蜗植入后康复的重要组成部分，在某些方面具有康复机构不可替代的作用。①家庭环境更适合儿童在自然的环境中学习语言。家长与患儿的亲密接触，家长能在相当长的时间内与患儿互动，对患儿进行强化训练，做到一对一的单独训练，也能随时观察到患儿的每一点细微变化。家长要注意使用正常的语速、声调和声音强度，采用自然的声音和语气，在小儿注意力集中和情绪较好时进行训练。家长在训练患儿的过程中，应做到耐心、细致，多对患儿进行鼓励，对患儿的康复要有正确的期望值，切不可急躁。②家庭康复可极大地减轻患儿家庭的经济负担。

家庭训练时，家长应在康复机构的指导下进行。

（五）听力损失儿童随班就读

当听力损失儿童具备一定的听力语言水平后，可进入普通幼儿园、普通学校接受随班就读，可为其融入社会奠定坚实基础。对于这些患儿，家长需要注意：时刻关注助听设备工作状态，发现问题及时解决；定期调试助听设备，进行助听效果评估；坚持每天进行听觉语言强化训练；培养患儿的适应能力、交往能力和学习能力；关注患儿的心理变化，帮助其建立自信心，尽快融入健听群体。

三、人工耳蜗植入后效果评估

（一）康复效果评估内容及指标：

分为短期效果指标、中期效果指标和长期效果指标。短期效果指标是目前研究较为深入的内容，主要包括听力学评估、听觉言语语言能力评估和认知评估；中期效果指标主要指人工耳蜗植入患儿进入普通幼儿园、普通小学的就读的情况；长期效果指标是指人工耳蜗植入者应具备的心理能力、社会适应能力、就业能力等。

短期评估一般在术后开机当天，开机后1个月，康复3个月、6个月、9个月和12个月及每年度进行。评估内容包括：

（1）听力学评估：电刺激听觉脑干反应（EABR），神经反应遥测技术（NRT），声场测听，电诱发的镫骨肌反射，听觉认知电位等。

（2）听觉言语语言能力评估：可采用林氏六音测试、听觉能力评估、语言能力评估、有意义听觉整合问卷（MAIS）、婴幼儿有意义听觉整合量表、言语听觉反应测试、听觉行为分级标准、言语可懂度分级标准、有意义言语使用量表等。其中听觉能力评估最常用的指标有韵母识别、声母识别、声调识别、单音节识别、双音节识别、短句识别、选择性听取、林氏六音的察知和识别等。语言能力评估内容包括语音清晰度、词汇量、语法能力、理解能力、交流能力、表达能力等。有研究显示，耳蜗植入的初始阶段特别是前6个月的康复训练对听力损失患儿的听觉能力恢复非常重要，而语言能力的康复比听觉能力的康复慢，且持续时间更长，此间听力损失患儿个体恢复效果差异较大。

（二）康复效果评估材料：

1. 国外常用评估材料 这类材料较多，比较常用的有：单词可懂度测试（word intelligibility by picture identification，WIPI），西北大学儿童言语感知测试（Northwestern University children perception of speech test，NU-CHIPS），儿童言语可懂度测试（pediatric speech intelligibility，PSI），音素平衡幼儿词表（phonetical balanced kindergarten list，PBK）。不能很好配合的婴幼儿和儿童，可采用问卷调查和量表评估的方式，如 CAP、SIR、MAIS、IT-MAIS 等。

2. 国内常用评估材料 括听力损失患儿听力语言康复评估题库，听力损失损失儿童听力、语言能力评估标准及方法，0～3岁儿童听觉语言综合能力测评系统，听力损失儿童言语听觉评估方法，听力损失儿童听觉能力评估词表，听力损失儿童语言能力评估词表，普通话儿童相邻词汇性测试，计算机辅助汉语普通话言语测听系统等。

评估时应按照听觉能力发展的四个阶段，即听觉察知、听觉分辨、听觉识别和听觉理解，采用不同的测试材料进行。

（1）听觉察知能力的评估：主要考察人工耳蜗植入儿童有意识地判断声音有无的能力，主要分为有意注意和无意注意两个阶段，可采用主频明确的乐器或听觉评估仪进行评估；

（2）听觉分辨能力的评估：考察人工耳蜗植入儿童分辨声音相同和不同的能力，主要包括无意义音节和有意义音节的分辨两个阶段，一般采用儿童无意义词表和有意义词表进行评估；

（3）听觉识别能力的评估：考察人工耳蜗植入儿童把握音段音位的多种特性，从而将声音识别出来的能力。主要分为语音均衡式识别和最小音位对比式识别两个阶段；

（4）听觉理解能力评估：考察人工耳蜗植入儿童将音和义结合的能力，即患者真正懂得声音的意义，主要包括单条件、双条件和三条件词语的评估。

（三）与康复效果有关的因素

人工耳蜗植入患儿的康复计划由专业人员组成的团队来制定，团队成员包括耳科医师、言语语言治疗师、聋校教师等，团队的合作贯穿患儿的整个治疗过程。康复计划应考虑到与患儿、家庭、康复支持有关的各种因素。

1. 患儿　康复团队应考虑到每个患儿的个体特点，特别是当前的学习能力，言语语言能力，听觉能力，是否患有其他残疾等，应当在植入耳蜗前就根据患儿的情况制定相应的计划。如一个 3 岁极重度听力损失、听觉语言能力极低的患者的康复计划和一个 6 岁进行性听力损失、有一定语言能力的患者的康复计划是截然不同的。若患儿同时合并有其他残疾，在制定康复计划时需要特别考虑，其他残疾对整体发育的影响要求团队制定相应计划，并评估其治疗效果，而这种效果与仅有听力损失的患儿是不同的。

2. 家庭参与及期望值　正如前所述，家长的参与和患儿的康复正相关，因此康复团队与家长沟通并讨论其期望值就非常重要。若患儿父母有合理期望值、与学校保持密切联系、能辅导家庭作业、积极参与课外活动，患儿就可能获得良好的康复效果。家长的责任在于：维护耳蜗正常使用，携患儿及时参加治疗，提供学习支持，为患儿发展社会技能提供机会，提供教育和康复服务等。家长应认识到他们持续参与康复和接受专业团队支持的重要性。康复团队则应在术前了解：家长的期望值？人工耳蜗植入中心及康复机构、学校能提供何种支持？家庭在身体、社会、经济方面能提供何种支持？专业人员有责任为家长提供有关康复各种结果的全面、准确的信息。

3. 康复机构　要达到理想的康复效果，就需要制定满足患儿需要，能促进其听觉、语言和学习技能的康复计划。康复团队至少应在以下几方面为患儿提供足够支持：

（1）听力学支持：康复机构要为患儿制定个体化的康复计划，及时为其提供康复支持。患儿要能及时到耳蜗植入中心调机，机器出现故障要及时维修，以免影响患儿的康复计划。目前已有人工耳蜗厂商和植入团队利用远程医疗系统来提供服务。

（2）言语语言治疗：人工耳蜗植入患儿的期望结果是发展听力和言语能力，因此精心的语言和言语治疗是必不可少的。言语语言治疗师致力于发展听觉能力以获得语言能力，而听力损失儿童教师则致力于通过学习发展语言，为前者做补充。

（3）学校教育：听力损失儿童教师负责训练语言能力，以促进患儿的学习能力和社会能力发展。随着普通学校接收越来越多的听力损失儿童就读，特殊教育学校教师应与普通教师加强合作。普通教师愿意为听力损失儿童提供支持是患儿学习成功的重要因素。

4. 合并其他残疾的听力损失儿童 大约 40% 的听力损失儿童合并有感觉、认知、神经系统残疾，但目前认为这些残疾很少会影响听力损失儿童植入人工耳蜗。研究表明，合并有其他残疾的听力损失儿童在植入耳蜗后同样可以发展言语语言能力，但进展速度比一般的听力损失儿童慢。对于这些患儿，康复团队应告知患儿家长这些残疾对康复效果的潜在影响，帮助其建立合理的期望值，同时最好将其他残疾的相关康复专家结合进康复团队，对这些患儿制定更详细、更个体化的康复方案。

（钟时勋）

扫一扫，测一测

第五章 人工中耳植入

本章目标

- 掌握振动声桥的结构,工作原理及振动声桥植入前后的听力学评估。
- 熟悉人工中耳的种类,振动声桥植入手术适应证。
- 了解振动声桥植入流程及手术操作,各种人工中耳的特点及适应证。

人工中耳植入(middle ear implant,MEI)即可植入式助听器(implantable hearing aid,IHA),是一种可植入式的助听装置,常又被简称为人工中耳。人工中耳按其植入方式可分为部分植入式和全植入式,目前应用于临床的主要是部分植入式人工中耳。人工中耳将助听装置植入到中耳,它克服了常规助听器的啸叫、堵塞外耳道引起的不适以及声音失真等缺点。主要适用于中重度的感音神经性听力损失、传导性听力损失及混合性听力损失患者。

第一节 振动声桥植入

一、振动声桥发展历史

人工中耳的基本概念即是通过中耳的传音结构,最终作用于内耳,弥补听力损失患者丢失的那部分信息,同时还要求对残余的听力没有损伤。1935 年 Wilska 试验了将铁粉放置在鼓膜上,利用含有电磁线圈的耳塞产生磁场,促使铁粉在磁场中同步进行振动。这种振动有促使鼓膜进行振动的作用,通过正常的传导通路将振动传导到内耳中。在 20 世纪 50 年代晚期,Rutschmann 将磁铁放置在鼓膜脐部上振动听骨链。直到 20 世纪 70 年代,类似人工中耳的装置才真正被植入到中耳内。

振动声桥(vibrant soundbridge,VSB)是一种部分植入式中耳助听装置,通过体外部分的听觉言语处理器收集和处理声音,将声信号通过电磁感应转化为机械振动,作用于中耳结构,进而引起内耳淋巴液振动,刺激毛细胞产生听觉。最早的 VSB 雏形产生于 1935 年,从 VSB 雏形出现到真正全面在临床上的应用,经历了一个漫长而艰辛的过程。根据其工作原理不同,人工中耳分为两大类:压电式和电磁式。目前投入临床使用的 VSB 均是 Symphonix 公司于 1994 年根据电磁感应原理研制的助听装置(即电磁式人工中耳)。在 VSB 商业化的过程中,值得一提的代表人物——斯坦福大学生理学家 Geoffrey R. Ball，他因双耳感音神经性听力损失求诊，通医师和患者的双向沟通，他们开始了共同完成 VSB 研究的道路其他参与了贡献、研究的工作人员还包括著名的耳科专家、工程师、听力学家、患者等，VSB 的核心部件漂浮质量传感器的研发就有 Geoffrey R. Ball 的参与。1996 年，第 1 例振动声桥植入术由医师 Ugo Fisch 完成，继而通过各国认证投入到临床应用。而第一次认识到振动声桥的使用可以用于传导性和混合性听力损失的人，是来自法国的 Thibuad DuMon 医师，在 2005 年，由 Vittorio Colletti 医师率先完成了将 FMT 放置在蜗窗上的尝试。但研究人员和医师还在围绕着如何优化植入体材料、振动子的体积与重量、绝缘与防腐及植入中耳部位，如何优化手术本身等问题展开研究，并将之运用于实践，使得振动声桥成为成熟的植入式中耳助听装置。

二、振动声桥的结构与工作原理

（一）振动声桥的结构

振动声桥由两个部分组成，包括体外的听觉言语处理器和体内的振动听骨链重建假体（vibrant ossicular reconstructive prothesis，VORP）。听觉言语处理器（audio processor，AP）包括麦克风、数字信号处理器、外部线圈、发射线圈、调节器和提供整个系统能量的电池，它靠与 VORP 的磁体部分发出的磁力吸附于头皮（图 5-1-1）。植入体 VORP 包括电磁感应接受线圈、内部磁体、解调器、导线和核心部件——漂浮质量传感器（floating mass transducer，FMT）（图 5-1-2）。

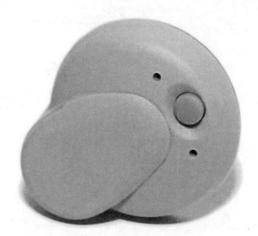

图 5-1-1　听觉言语处理器

VORP 整体长 130mm，直径为 0.56mm，VORP 的接收器是一个直径 29mm，厚 4.6mm 的电磁感应线圈，它含有聚酰亚胺涂层的金线圈与 AP 里的发射线圈对应。FMT（图 5-1-3）是一个直径 1.8mm、高 2.3mm，重 25mg 的圆柱体，上附有钛夹用于固定在中耳结构上，术耳侧别不同则钛夹的方向有所不同。FMT 固定在镫骨头或者板上结构时，依据现存的结构以及周围空间的大小，来进行 FMT 上的钛夹塑形。当选择把 FMT 固定于蜗窗龛或者前庭窗等结构上时，可将钛夹剪断，使用光滑的一面正对膜性结构。

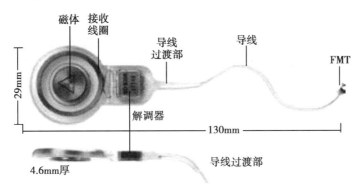

图 5-1-2　植入体 VORP

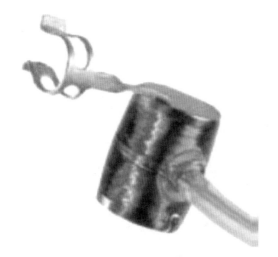

图 5-1-3　漂浮质量传感器

（二）工作原理

听觉言语处理器的功能就是接收和处理声音信号,然后将处理后的信号连同能量一起通过电磁感应传递至植入体 VORP 部分,VORP 中的解调器的目的即是将 AP 输送进的信号进行解调,同时可以控制受 FMT 过度的刺激带来的损害。FMT 的工作原理则是将传入的信号转换成机械能,直接驱动听骨链高效振动,继而振动内耳淋巴,刺激听觉末梢感受器产生听觉。

FMT 用最小的形态改变将足够的能量传递至内耳。经激光多普勒振动测量仪测量得出,FMT 1um 的位移相当于 120dB 的能量的传入。FMT 外有两层含聚酰亚胺涂层的金线圈缠绕包裹在密封钛合金的缠线筒,密封好的钛合金缠线筒是含有钐、钴等稀有金属的磁体,其内还有弹性较好的硅树脂弹簧。在 FMT 的最外层还有一层环氧树脂的涂层,用于手术操作的时候的保护。当 FMT 线圈通电时,线圈磁场与磁体磁场相互作用,使得硅树脂弹簧沿着 FMT 长轴运动,形成不同的位移,最终形成振动。

人在不同的环境下,听觉系统调节获取信息的能力也有所不同。据此,振动声桥的 AP 提供了 3 种不同情境下工作的模式,主要用于嘈杂环境、多人对话、电话通话等。

三、振动声桥植入前评估

振动声桥植入适用于感音神经性听力损失（内耳疾患）、传导性听力损失（外耳及中耳疾患）、混合性听力损失患者。

（一）基本评估

对于每一个准备植入振动声桥的候选者首先应明确以下几点：

1. 患者年龄。

2. 患者既往是否佩戴助听器，助听器的效果如何。

3. 不是蜗后或中枢性疾病导致的听力损失。

4. 既往两年内听力波动＜15dB。

5. 听力要求符合听力学选择标准。

6. 如果是传导性或混合性听力损失，要在术前明确导致听力损失的原因、原有疾病是否治愈，以及是否已经患干耳。

7. 影像学检查的结果。

8. 患者生理和心理均能接受 VSB 植入，并且有合理的期望值。

VSB 植入患者的年龄选择：推荐年龄是 3 岁以上，但也报道将 VSB 植入到 2～3 个月大的婴儿。对于年龄的上限则没有具体规定，应根据患者的听力损失性质、程度及身体状况综合考虑，国外文献报道的最大年龄是 81 岁。

（二）听力学选择标准

1. 感音神经性听力损失

（1）中度到重度感音神经性听力损失，气导阈值在图 5-1-4 阴影范围之内。

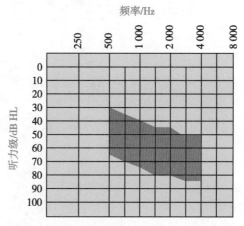

图 5-1-4 感音神经性听力损失气导阈值范围

（2）患者对助听器效果不满意，或者因为医疗原因如外耳道炎、外耳道耵聍、外耳道骨瘤等不能佩戴助听器。

（3）鼓室测压正常。

（4）中耳解剖结构正常。

（5）使用耳机或者在最佳助听器状态下，65dB 时言语理解度＞50%。

2. 传导性或混合性听力损失

（1）骨导阈值在图 5-1-5 阴影范围内。

（2）患者对助听器效果不满意，或者因为医疗原因不能佩戴助听器。

（3）骨导阈值稳定。

（4）没有蜗后性病变。

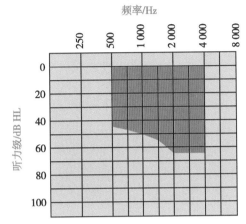

图 5-1-5　传导性或混合性听力损失骨导阈值范围

（三）影像学检查

术前应该进行高分辨颞骨 CT、颞骨体积数字成像或磁共振检查。影像学检查的目的主要是观察以下几点。

1. 中耳内可以振动的结构，是否能够固定住 FMT。

2. 鼓室腔发育情况，蜗窗龛周围是否有足够的空间来放置 FMT，尤其对于耳畸形患者。

3. 面神经走行是否存在畸形。

如果颞骨影像学检查证实面神经有畸形，术前需要根据畸形程度，选择适当手术入路，条件允许时，应该进行术中面神经监测，以避免手术损伤面神经。

另外，对符合振动声桥植入适应证的患者，可以在术前试用直接驱动模拟器，这种测试可以让听力损失患者，在 VSB 植入术前，体验 FMT 产生的声音。但该测试不能用于诊断。所模拟出的效果，也不完全等同于振动声桥的最终效果。

四、振动声桥植入技术

使用振动声桥进行听力重建，称为振动成形术（vibroplasty）。振动成形术定义为：通过在中耳内提供振动刺激来治疗听力损失的手术方式。FMT 被安放在中耳内的可振动结构上之后，FMT 带动上述结构，向听觉通路提供刺激信号。

（一）VSB 植入手术适应证与禁忌证

1. 手术适应证

（1）中重度感音神经听力损失，具体听力范围见图 5-1-4 和图 5-1-5。

（2）以下情况引起的传导性听力损失或混合性听力损失：①鼓室 - 听骨链重建

失败；②多次中耳手术后；③咽鼓管阻塞，鼓室粘连；④外耳或中耳畸形：外耳道骨性闭锁，中耳畸形，前庭窗闭锁等；⑤耳硬化症。

2. 手术禁忌证

（1）蜗后及中枢病变引起的听力损失，既往两年内听力波动＞15dB。

（2）感音神经听力损失患者在最佳助听器状态下，65dB时言语理解度低于50%。

（3）传导性听力损失或混合性听力损失患者处于中耳炎急性期或中耳腔有渗液等。

（二）手术流程

1. 术前准备　切口周围至少2cm的范围备皮。把VORP模具放置于皮肤上，使其前缘位于耳郭后沟，呈后上45°角，以确定切口位置。为降低脱出和术后感染的风险，切口应离VORP边缘2cm以上。对于先天性小耳畸形患者，如果是在耳郭再造手术之前行VSB植入术，手术切口设计时应该考虑耳郭再造对于皮瓣的要求，尽可能保证耳郭再造区域皮瓣完整。

按照外科手术标准，消毒、铺单。可以在切开皮肤掀起皮瓣之前，用亚甲蓝标定放平的耳郭和颞线的交叉点。使用亚甲蓝标记时须注意：注射器抽取的亚甲蓝少于0.1ml，且针头应直达骨膜下方后注射。

2. 手术切口　取耳后切口，切口大小以能充分暴露术野、方便使用缝线固定植入体为宜。建议使用耳后延长切口（图5-1-6）。

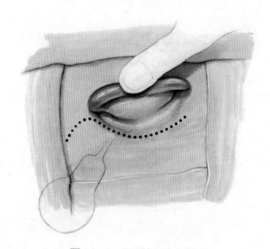

图5-1-6　耳后切口示意图

如采用耳后延长切口，从后上往前下切开皮肤及皮下组织，暴露出颞肌筋膜。切口前缘为外耳道后壁所在平面；切口应能暴露足够的面积，以放置VORP的解调器部分（即方形的部分）。往前撑开耳郭，制作肌骨膜瓣，并使肌骨膜瓣的蒂位于前方。覆盖于接受线圈（即圆形部分）之上的肌骨膜瓣可以充分游离，但覆盖在解调器、过渡部和信号导线之上的肌骨膜瓣，必须保持完整。如果患者对侧有植入体，或VORP已经放入术区，则严禁使用单极电凝。根据此前所做标记，把VORP放于颅骨表面，检验切口大小是否合适，暴露是否充分。对于皮瓣较厚的患者，可使用皮瓣测量尺，测量位于内部线圈和磁体（圆形部分）上方的皮瓣厚度（图5-1-7）。

如皮瓣不能顺利地卡入测量尺，提示皮瓣厚度超过 7mm，此时需要削薄肌骨膜瓣。皮瓣厚度超过 7mm，信号传导和磁体的吸引力会被减弱。在削薄皮瓣时应避免将皮瓣处理得过薄，否则会出现并发症的风险；削皮瓣时避免暴露或损伤毛囊。

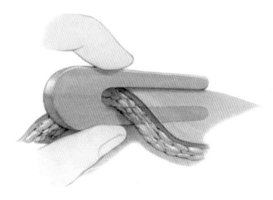

图 5-1-7　使用皮瓣测量尺测量皮瓣

确保皮瓣厚度小于 7mm，即皮瓣可以容易地卡入测量尺（图片由 MED-EL 公司提供）

3. 开放乳突　在植入 VSB 时，常选用以下几种入路进入中耳：第一，乳突切除，通过面隐窝从后鼓室进入中耳；第二，从外耳道入路进入中耳；第三，乳突切除，通过鼓窦、鼓窦入口进入中耳。第三种手术入路主要用于先天性外耳道骨性闭锁的患者。

4. 研磨植入体骨床和缝线孔　研磨植入体骨床的目是：第一，让 VORP 的过渡部能充分贴合颅骨，充分地深入乳突腔，而不是悬挂在乳突腔；第二，固定 VORP。

把 VORP 模具放在颅骨表面，确保 VORP 与耳郭长轴形成后上方的 45°角；解调器（方形部分）的前缘，距乳突开放腔的后缘约 5mm（图 5-1-8）。

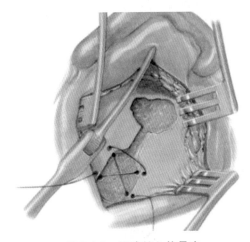

图 5-1-8　研磨植入体骨床

研磨植入体骨床时，应使骨床前部最深，以形成一个朝向乳突腔的坡度。使 VORP 的过渡部能充分地贴合骨面。因此，此时应根据乳突开放腔的后缘，适当地往前或往后调整研磨骨床的位置。在颅骨表面，标定出解调器的轮廓，此即植入体骨床的范围。骨床前部应比后部更深，以顺应 VORP 过渡部的弧度，使之能贴合骨面进入乳突腔。冲洗研磨好的骨床，并再次使用 VORP 模具测试大小和深度是否合适。在植入体骨床和乳突腔之间研磨一条骨槽，放置 VORP 的过渡部。骨槽前部比后部略深，以更好的吻合过渡部的弧度。可以在骨槽靠近乳突腔的地方两侧各打一个缝线孔，随后使用缝线进一步压低、固定过渡部。

除了在植入体骨床和乳突腔之间磨骨槽，制备一个骨桥以固定过渡部。在骨桥上侧打开一个缺口，过渡部就可滑入并被固定（图 5-1-9）。

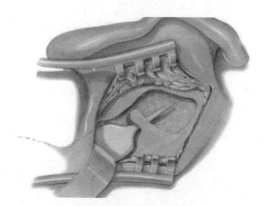

图 5-1-9　研磨骨床时制备骨桥
可以给 VORP 过渡部提供额外的保护

在植入体骨床周围打缝线孔，用缝线固定植入体。研磨骨槽或骨桥时，应避免形成锐利的骨缘。过渡部的中点，位于乳突腔的后缘。使用 VORP 模具，查看骨槽的大小和深度是否合适。在植入体骨床两侧对称地打出缝线孔。在用缝线固定后，VORP 应平坦地位于骨床中，VORP 的过渡部应形成朝向乳突腔的向下的角度。

5. 进入中耳腔

（1）面隐窝入路：经面隐窝充分开放后鼓室，以保证有足够的空间放置 FMT 和成形钳（图 5-1-10）。

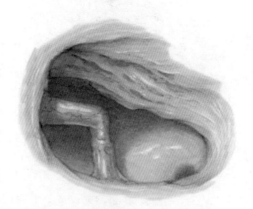

图 5-1-10　面隐窝入路显露听骨链

（2）外耳道入路：掀起外耳道皮瓣和鼓膜，暴露中耳腔。定位鼓索和鼓环后，在外耳道下壁研磨一条骨槽。骨槽宽为 1mm，深 2mm。建议从中耳腔往外研磨骨槽，以避免钻头碰到听骨链（图 5-1-11）。骨槽通向乳突腔，用于放置信号导线。

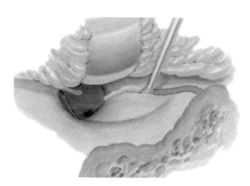

图 5-1-11 外耳道下壁研磨骨槽

（3）鼓窦入路（适用于外耳道骨性闭锁）入路：先开放鼓窦，定位砧骨短脚，再依次暴露砧骨体、锤骨或锤砧融合体、镫骨及面神经。

6. 固定植入体 拿取 VORP 时应避免牵拉或挤压信号导线和 FMT。避免 FMT 接触到手术单或手术巾，避免损坏 FMT 上的钛夹。在显微镜下观察 FMT，如钛夹闭合，使用直的针从中穿过并撑开钛夹（图 5-1-12）。使用鳄嘴钳或者吸引器，把 FMT 放入中耳。避免手术器械碰到 FMT 和信号导线连接的部分。将 VORP 放置植入体骨床，磁体有三角符号的一面朝上，此时磁体的突出部分朝向颅骨。使用不可吸收的单纤维丝缝线固定植入体，使植入体整体形成一个朝向乳突腔的角度。在缝线孔内或周围打结。确保缝线位于解调器（方形部分）上方。应避免缝线压在解调器（方形部分）和接收线圈（圆形部分）的连接部，避免缝线跨过接收线圈和内部磁体。

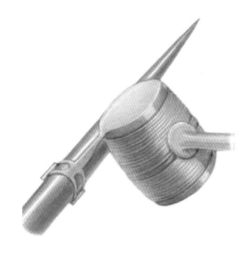

图 5-1-12 直针撑开 FMT 的钛钳

7. 安放 FMT 根据 FMT 安放位置的不同，有以下几种振动成形术术式：①砧骨振动成形术；②镫骨振动成形术；③前庭窗振动成形术；④蜗窗振动成形术；⑤第三窗振动成形术。除砧骨振动成形术适用于感音神经听力损失外，其他术式均适用于传导性或混合性听力损失。

（1）砧骨振动成形术（incus vibroplasty）：FMT 钛夹固定于砧骨长脚上，轻轻推动直至钛夹卡在砧骨长脚。钛夹尽可能地远离砧镫关节，FMT 尽可能地靠近砧镫关节。FMT 的长轴（FMT 振动方向）应与镫骨的运动方向平行。要注意 FMT 在振动情况下不触及周围结构，如鼓岬或鼓膜（图 5-1-13）。

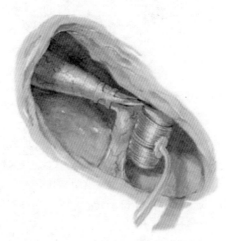

图 5-1-13 FMT 放置于砧骨长脚示意图
安放 FMT 时，确保 FMT 长轴与镫骨运动方向平行

术中确保 FMT 能保持在正确位置，而且有足够的空间产生振动。

（2）蜗窗振动成形术（cochlear window vibroplasty）：FMT 放置于蜗窗龛，需要将 FMT 上的钛夹剪掉，使用另一面与蜗窗膜接触耦合，将机械振动的能量传至内耳。研磨蜗窗龛的龛唇，保证蜗窗龛骨床的大小能放入 FMT 并且 FMT 不会被骨质卡住。FMT 的长轴必须垂直于蜗窗膜。术中可轻轻地往蜗窗膜的方向推动 FMT，查看 FMT 能否在蜗窗龛骨床中来回移动。

再次查看 FMT 在蜗窗龛骨床中的位置和活动度。在 FMT 的后部（远离蜗窗膜一侧）放入软组织（推荐使用软骨。也可以使用筋膜或人工筋膜），进一步稳固 FMT。最后在 FMT 上面再覆盖一层筋膜（或人工筋膜），日后形成的纤维组织可进一步固定 FMT。FMT 的最终位置如图 5-1-14 所示。

（3）镫骨振动成形术（stapes vibroplasty）：如镫骨上结构完整并且镫骨足板活动度良好，可以弯折 FMT 的钛夹后，把 FMT 直接固定在镫骨头上。

（4）联合耦合体镫骨振动成形术：如镫骨上结构发育畸形（镫骨头细小，镫骨弓发育不全等），或面神经鼓室段低位遮窗时，可联合使用爪型或钟型耦合体，行镫骨振动成形术。

（5）前庭窗振动成形术（vestibular window vibroplasty）：这一术式的优点在于无须研磨蜗窗龛。但是，前庭窗区域 FMT 位置固定有困难，较少使用。

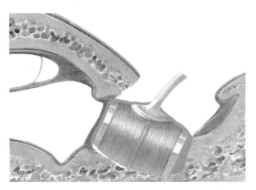

图 5-1-14 包被着筋膜或类似组织 FMT,在蜗窗龛骨床中的正确位置

（6）第三窗振动成形术（third window vibroplasty）：在中耳不存在有效振动结构的情况下，也有将 FMT 放于第三窗的报道，此时手术的难点在于如何将 FMT 固定于开放的第三窗处。

8. 安放信号导线 振动声桥的信号导线比人工耳蜗电极硬。因此要使用骨粉在术腔中固定信号导线。如不固定信号导线，术后可能存在由于颞肌收缩带动植入体，带动信号导线及 FMT 活动，一段时间后出现松动或脱出的风险。

在开放乳突腔时，其前缘和下缘略突出于乳突腔，可以防止信号导线从中滑出。安放信号导线时，避免形成锐角和扭曲，尤其是与过渡部相连的导线，确保信号导线靠近 FMT 的部分可以活动。安放好信号导线之后，再次检查 FMT 的位置，如有移动则进行调整。

手术采用面隐窝入路时，信号导线要避免接触到面隐窝的骨壁，手术最后不要封闭面隐窝（图 5-1-15）。

外耳道入路时，信号导线固定于外耳道下壁的骨槽中（图 5-1-16）。乳突腔的前缘和下缘略突出乳突腔，富余的信号导线盘绕其中，并避免信号导线出现锐角或扭曲。

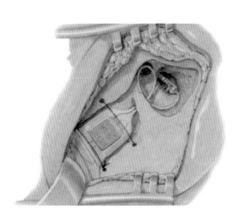

图 5-1-15 面隐窝入路砧骨振动成形术（使用骨桥）后信号导线在乳突腔的安放位置

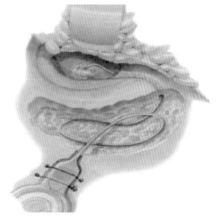

图 5-1-16 外耳道入路蜗窗振动成形术后信号导线在乳突腔的安放位置

9. 缝合 逐层缝合闭合伤口。缝合时缝针不能碰到植入体。

（三）手术中注意事项

1. 振动声桥的手术中一定要注意保护中耳结构和残余听力。

（1）研磨鼓窦和面隐窝时，钻头严禁碰到听骨链。

（2）在听骨链周围操作时，要使用研磨钻。

（3）在研磨植入床时，要使用明胶海绵封闭鼓窦入口，以防研磨植入体骨床时的骨粉进入中耳腔。

（4）开放后鼓室时，保留砧骨短脚所附着的骨壁。

（5）彻底冲洗，清理进入中耳腔的骨粉。

2. 操作 VORP 时的注意事项

（1）VORP 的信号导线和 FMT 非常精密，因此拿取 VORP 须由手术医师独自完成。

（2）不要把 VORP 和 FMT 放在海绵或者手术铺巾上。

（3）VORP 一旦放入术区，严禁使用单极电凝。

（4）避免拉扯信号导线和 FMT。

（5）避免过度弯折信号导线。

（6）固定植入体时使用缝线，把 VORP 平坦地固定在骨床中，并使其整体向乳突腔倾斜。研磨合适的骨槽，使 VORP 的过渡部能尽量自然地贴合在颅骨表面。缝线不能跨过接收线圈。

（7）信号导线应远离面隐窝的骨壁，并且不会阻碍 FMT 的振动。适当地弯折信号导线，使之符合乳突腔的轮廓。

3. 砧骨振动成形术 FMT 的安放。

（1）FMT 固定在砧骨长脚上后，尽量避免反复调整。

（2）如安放前钛夹已闭合，使用尖针撑开。钛夹撑开的宽度，与砧骨长脚尺寸符合为宜。

（3）确定钛夹放置到位，方能使用成形钳闭合钛夹。

（4）FMT 长轴应与镫骨的振动方向平行，并尽可能地贴近砧镫关节。

（5）FMT 不能接触到鼓岬、鼓膜或椎隆起。

（6）避免过度弯折信号导线。

4. 蜗窗振动成形术 FMT 的安放。

（1）首次植入前，必须有在颞骨标本上的操作经验。

（2）在靠近 FMT 的地方，略微弯折信号导线，使其能将 FMT 轻轻地推向蜗窗膜，起到额外的固定。

（3）在 FMT 和蜗窗膜之间及 FMT 上方，均放置筋膜。如果使用蜗窗 Coupler，则先将 FMT 与 Coupler 安装耦合后再放置到蜗窗膜处，推荐在 FMT 后部放置软骨片。

（4）FMT 长轴垂直于蜗窗膜。

5. 注意皮瓣的厚度 皮瓣包括皮肤、皮下组织、颞肌及筋膜和颅骨膜。测量时上述各层的总厚度不能超过 7mm，此时皮瓣可以容易地卡入测量尺。如果厚度超过 7mm，必须削薄皮瓣。

6. 使用振动声桥耦合体安放 FMT　振动耦合体，是一种用于实现或改善 VSB 的 FMT 与中耳可振动结构之间的耦合的装置（图 5-1-17）。振动成形术耦合体的出现，进一步扩展了 VSB 的术式，使 FMT 能应用于更多样的中耳结构。振动耦合体连接并把 FMT 耦合到中耳结构上。采用哪种振动耦合体，由患者中耳病变清除后听骨链的残存情况决定。

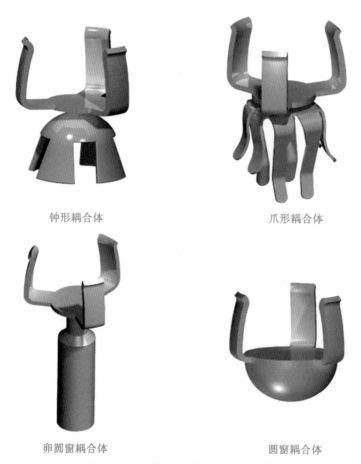

钟形耦合体　　　　　　　　　爪形耦合体

卵圆窗耦合体　　　　　　　　圆窗耦合体

图 5-1-17　显示各种类型振动耦合体

前庭窗耦合体术中放置于镫骨足板上，适应于镫骨上层结构缺失或无法使用的病例。爪形耦合体和钟形耦合体，术中放于镫骨头和鼓膜之间。蜗窗耦合体，术中放于蜗窗膜上。

前庭窗耦合体、钟形耦合体和爪形耦合体的安放步骤，与人工听小骨类似。使用前庭窗耦合体、爪形耦合体和钟形耦合体时，与普通人工听小骨不同的是，此时鼓膜只是用来支撑植入体而不传导声音，因此可以用较厚的软骨重建鼓膜。

连接耦合体之前，首先要剪去 FMT 的钛夹。在 VORP 和信号导线均固定后，将 FMT 连接到耦合体上。使用适当的手术器械（如成形钳）夹持 FMT，把耦合体小心地连接到 FMT 上。耦合体一旦植入到位后，就按照常规步骤，关闭伤口。

7. 安放FMT前庭窗耦合体（图5-1-18）

（1）使用全层软骨，并彻底去除软骨膜。

（2）把软骨加工为椭圆形（3.5mm×2.5mm），并在软骨片中央打孔。打孔直径请参照前庭窗耦合体杆部的直径。

（3）彻底清除镫骨足板上的肉芽组织，然后放置软骨片。如解剖条件允许，用软骨片完全填满前庭窗龛。

（4）如果镫骨足板上残留有镫骨弓，可用解剖刀将软骨片修建为四边形后再放置。

（5）探查并明确所需耦合体的尺寸，打开相应尺寸产品的无菌包装。

（6）使用适当的手术器械夹持住FMT，把耦合体连接到FMT上。连接时，FMT有钛夹残端的一面，远离耦合体。

（7）把信号导线安放在乳突腔的底部，建议使用骨粉加固信号导线。

（8）把FMT-前庭窗耦合体放入前庭窗软骨片中央的打孔。

（9）取切碎的软骨颗粒，放在前庭窗软骨片中央孔的周围，进一步加固。

（10）使用纤维蛋白胶，稳定软骨组织和植入体的连接。

（11）轻轻触动植入体，确认安放已经稳定。

（12）使用软骨，将上述植入结构，与外耳道分隔开。与普通人工听小骨不同，此时重建的鼓膜只用于支撑植入体，无须传导声音，因此软骨片可以较厚（1mm）。

（13）可以往中耳腔内插入软骨，增加植入体的稳定性。可以使用纤维蛋白胶进一步加固。

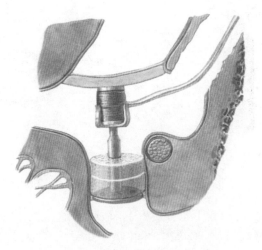

图5-1-18　前庭窗耦合体安放示意图

8. 安放FMT爪形、钟形耦合体（图5-1-19）

（1）清理镫骨头周围的瘢痕组织和肉芽组织。

（2）探查并确定所需耦合体的尺寸，打开相应尺寸产品的无菌包装。

（3）使用适当的手术器械（如成形钳）握持住FMT，将爪形耦合体连接在FMT上。连接时，FMT有钛夹残端的一面，远离耦合体。

（4）把信号导线安放在乳突腔的底部，建议使用骨粉加固信号导线。

（5）把 FMT- 爪形耦合体安放到镫骨头上。

（6）轻轻触动植入体，确保固定良好。

（7）使用筋膜和软骨，进一步加固 FMT- 爪形耦合体。

（8）使用软骨，将上述植入结构，与外耳道分隔开。与普通人工听小骨不同，此时重建的鼓膜只用于支撑植入体，无须传导声音，因此软骨片可以较厚（1mm）。

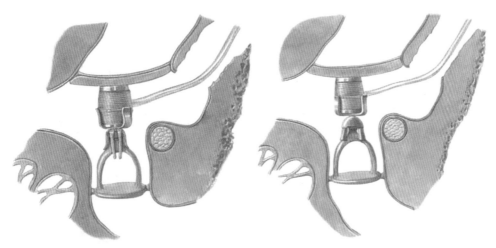

图 5-1-19　爪形耦合体 (左) 和钟形耦合体 (右) 安放示意图

9. 安放 FMT 蜗窗耦合体（图 5-1-20）

（1）使用 1.0mm 的研磨钻，研磨扩大蜗窗龛。研磨时从前部龛唇开始，后研磨上部龛唇。使用低速钻头研磨蜗窗龛，避免损伤蜗窗膜。通常还需要磨除部分下鼓室的骨质。

（2）打开无菌包装，去除蜗窗耦合体。

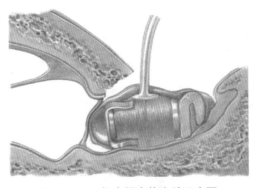

图 5-1-20　蜗窗耦合体安放示意图

（3）使用适当的手术器械（如成形钳）握持住 FMT，将蜗窗耦合体连接在 FMT 上。连接时，FMT 有钛夹残端的一面，远离耦合体。

（4）制备一块筋膜片，直径大于 2mm，厚度为 0.1～0.2mm。

（5）使用无齿的鳄嘴钳，把植入体放入中耳腔。避免牵拉信号导线，尤其是和 FMT 相连的部分。

（6）把信号导线安放在乳突腔的底部，建议使用骨粉加固信号导线。

（7）将准备好的筋膜片放置于蜗窗膜表面，再把 FMT- 蜗窗耦合体放在筋膜上。

（8）安放入蜗窗龛后，往蜗窗膜的方向轻轻推动植入体，确保不会被骨质突起卡住。

（9）在 FMT 后面放置筋膜（或人工筋膜、带软骨的软骨膜），进一步加固植入体。

（10）在 FMT- 蜗窗耦合体上方覆盖一层筋膜，日后形成纤维化后，可以进一步稳定植入体。

10. 注意事项

（1）把 FMT 放入耦合体顶部的三个爪子时，必须一次放入，严禁反复操作。

（2）避免对中耳的声音传导结构形成过大压力，尤其是镫骨足板。

（3）一定要把 FMT- 耦合体安放在适当的中耳结构上，如选择了不恰当的中耳结构来安放，将可能导致术后听觉增益不足，残余听力部分或全部损失，甚至二次手术。

（4）在符合中耳结构的前提下，尽可能地选择尺寸短的耦合体，以减小振动时的侧向扭矩。

11. 外耳道骨性闭锁病例 VSB 植入

对于外耳道骨性闭锁患者，VSB 手术适应证比外耳道成形加鼓室成形术的适应证更加宽泛，一般来说，Jahrsdoerfer 评分 4 分以上即可手术，低于 3 分不易手术。

耳畸形患者 VSB 植入可以和耳郭再造术同期进行，也可在耳郭再造前或耳郭再造后完成。

切口设计：其 VSB 植入的手术切口与感音神经性听力损失患者的相似。对于耳郭尚未重建的病例，VSB 植入手术切口的选择，应避免对局部组织的骚扰和破坏，以免影响到日后的耳郭重建（图 5-1-21）。

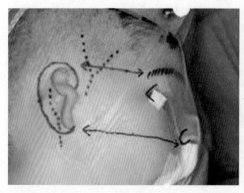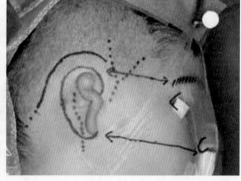

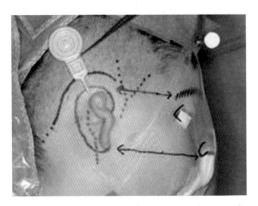

图 5-1-21　小耳畸形患者 VSB 植入切口设计

FMT 固定位置的选择：

选择原则：在解剖条件允许的前提下，根据患者畸形情况灵活选择 FMT 安放位置，安放时优先考虑镫骨及前庭窗。这两个位置较易操作，FMT 固定较好且术后长期稳定。如果镫骨及前庭窗均不存在植入条件，但存在足够的下鼓室空间及适当的蜗窗龛，面神经未遮窗，可以将 FMT 植入蜗窗龛。

（赵守琴　李　轶）

五、振动声桥植入后调试、康复及效果评估

（一）术后开机及调试

1. 开机　振动声桥系统一般在术后 30～40 天可首次验配（又称开机）。声桥系统的调试软件是 Connexx 软件（含 Symfit package）。听力师使用软件，首先测试植入侧术后的声桥振动听力图，以此作为开机的验配听力图；验配公式为 DSL I/O，环境适应级别选择 2 级，程序数量设定为 3 个，进行编程调机，得到基础程序。然后，可根据植入者的主观反馈，进行精细调节，设定参数，进行调机。在调机后，进行声场助听听阈测试；必要时，进行言语识别率测试。根据测试结果进一步调整各通道的增益及音量。

开机后 3 个月或 6 个月，根据植入者反馈，第二次调机，对各个听力程序进行精细调节，如需，则再次进行声场助听听阈和言语识别率测试。

2. 调试　如果患者患有传导性听力损失，声桥植入术后一般只需进行两次调试，之后即可正常使用并随访；根据随访情况决定是否进行下一步调试，如果患者患有感音神经性听力损失或者混合性听力损失，声桥植入术后的调试情况以患者是否有听力下降为标准：如果没有听力下降，声桥植入者一般需要两次调机，并随访；根据随访情况决定是否进行下一步调试。如果有听力下降，在每一次调试时，需要测试患者的自身听力和声桥振动听力图，以此再次进行首次验配，获得基础程序，或根据植入者的主观反馈，设定参数进行调试。

（二）康复

振动声桥适应证较广，包括传导性听力损失（conductive hearing loss, CHL），感音神经性听力损失（sensorineural hearing loss, SNHL）和混合性听力损失（mixed hearing loss，MHL）。针对传导性听力损失和混合性听力损失，骨导不超过45dB HL、55dB HL、65、65dB HL（500Hz、1 000Hz、2 000Hz和4 000Hz）；此类患者的病因如果为先天性，如先天性外中耳畸形伴外耳道闭锁，中耳畸形，植入前通常能形成言语功能，但发音的清晰度较差。因此植入后，尤其是儿童病例，须进行发音矫正；如果病因为后天疾病所致，如胆脂瘤，植入前通常有言语基础，发音较清晰，一般不需要进行矫正或康复。针对感音神经性听力损失，气导不超过65dB HL、70dB HL、75dB HL、80dB HL（500Hz、1 000Hz、2 000Hz和4 000Hz）；如果患者为先天性听力损失，尤其是儿童病例，植入后需要做言语康复；如果为老年性听力损失，或其他原因导致的后天性听力损失，一般不需要康复。

文中提到的先天性外中耳畸形病例中，除了听力受损，耳郭畸形或者说容貌异常，可能会引起患者心理或性格发育异常。因此，心理干预或者心理治疗，有时是这类患者的医疗需求。

（三）效果评估

声桥术后的效果评估一般是通过声场助听听阈，助听状态下的安静或有噪声下的言语识别率。通过与术前的裸耳纯音测听和言语识别率对比，可获得声桥的评估效果。

（赵守琴）

第二节　其他人工中耳植入装置

人工中耳可根据植入方式不同分为部分植入式和全植入式。

一、部分植入式人工中耳

相对而言，部分植入式人工中耳（partially implantable-middle ear implant，PI-MEI）起步较早，发展也较迅速。根据传递器工作原理的不同可将其细分为电磁式和压电陶瓷晶体式两种。振动声桥是电磁式PI-MEI的典型代表，详见本章第一节。

（一）中耳传送器（middle ear transducer，MET，限欧洲使用）

MET是Otologics公司研发的一种PI-MEI。MET跟VSB一样，包括两个部分，即体外部分和植入体内的电磁转换部件。其中体外部分可以将信号传送给转换器，转换器再将电信号传给压电体，而改变其形状，压电体与砧骨连接，从而引起的听骨链运动。术后中耳听骨链是完整的。手术创伤小，但需要纤导二极管激光，因此，技术装置要求较高。MET特别适用于中度～重度传导性听力损失。据文献报道，听力改善频率范围以1 000～3 000Hz处最好，可以改善40dB。

（二）SOUNDTEC Direct System

SOUNDTEC Direct System同样也采用了电磁式传感器，但它的设计工艺较VSB有所改进，结构相对精练。SOUNDTEC的体外部分是一个含有麦克风的微小耳模，放置于距鼓膜2mm内的外耳道内，更为美观。2001年SOUNDTEC Direct System获得美国FDA认证，这种植入性助听器的优点是其植入手术简单，手术在局麻下即可进行，耳内入路分开砧镫关节，将移植物套在镫骨头上，术后6～8周开机,费用低廉。该人工中耳尚处于临床试验阶段,现有研究结果在肯定它对高频听力损失有较好助听效果。但缺点是:①部分患者在术后可时常感觉到耳内磁体的振动,并闻及由此产生的"内部"噪声。尤其当有外界磁场存在,如看电视、电脑启动或在霓虹灯下等情况时,患者常会听到"嗡嗡"声;②术中需分离砧镫关节后再将植入体套于镫骨颈部,该操作会导致术后约 4.2dB 的传导性听力损失,也有可能导致镫骨活动幅度过大震荡外淋巴,从而引起内耳损伤;③其和传统助听器一样,耳模结构的闭塞感容易引起患者不适感。目前,进一步的研究正致力于改进磁体与听小骨的连接方式,避免分离砧镫关节及由此带来的损伤内耳的可能性。

（三）Rion 系列

日本学者在 MEI 研究方面起步较早。20 世纪 70 年代,日本政府批准和赞助了一项"人工中耳研制和开发的五年规划",他们研发的压电式 MEI 起初设计为全植入式,但后期试验证明 PI-MEI 有其自身的优势。1983 年研发出 Rion 植入式助听器,并开始动物实验,1986 年首次成功地将这种助听装置植入患者体内,这是最早进行临床观察的人工中耳。遗憾的是,由于生产问题,该型人工中耳并未得到广泛推广,仅在日本国少数几家医学院得到了临床应用。

（四）IHA-GW1 型人工中耳

在 Rion 研究的基础上,1994 年我国北京市耳鼻咽喉科研究所郭继周等设计并完成了 IHA-GW1 型人工中耳。IHA-GW1 较同期的日本研究有所改进,振子与残余听小骨的吻接方式为振子端柱先行钩接或捆接一自体颞骨块,再用生物胶将此颞骨块与残余听骨粘接,两活体组织相接的远期效果更为可靠,且纯音保真度高。尽管该研究仅完成了动物试验阶段,未付诸临床研究,但这是我国人工中耳研究领域零突破的标志。

PI-MEI 的应用解决了很多传统助听器无法克服的诸如"啸叫""声反馈""堵耳效应"等难题,助听效果也显著提高。不足的是,患者仍需要配戴一个体外装置,原则上与传统耳背式助听器相似,影响美观,且无法满足患者游泳、淋浴等要求,也无法满足某些特殊行业(如游泳、跳水运动员,以及工作环境炎热、潮湿等行业)的需要。为进一步完善人工中耳的设计、拓宽应用领域,全植入式人工中耳应运而生。

二、全植入式人工中耳

与 PI-MEI 不同,全植入式人工中耳(totally implantable middle ear implant,TI-MEI)的传感器多为压电陶瓷晶体式,因为这种传感器工作过程中无需将电信号转换为磁场信号,能量消耗相对较少,驱动同等程度听骨链振动所需的电流量相对小,更节能,从而相对延长了电池的使用寿命,更符合 TI-MEI 的技术要求。由于起步晚、技术要求高,TI-MEI 的发展相对滞后。但近年来,有学者将人工听骨的技术元素融进了该领域,并将改进后的人工中耳应用于中耳结构及功能异常的传导性听力损失人群,将其应用拓展至新领域。

最早进行体外实验和动物实验的是日本 Rion 公司着手研发的 TI-MEI,但由于对振子的可靠性和耐用性还缺乏信心,无法根据患者听力情况进行体外调节,以及需通过手术实现电池充电患者难以接受等原因，该研究只停留在了动物实验阶段，未进入临床试验。

（一）Totally Integrated Cochlear Amplifier（TICA）

TICA 是临床上第一代全植入式人工中耳的代表，是由德国 Implex 研发，1999 年获得欧洲的经营许可。自 1999 年至 2001 年，共有 32 例患者接受了 TICA 植入，结果显示其对高频听力改善有显著效果。其特点是：①发声源直接在鼓膜附近；②音质好；③质量轻，没有特殊感觉；④整个系统完全植入，有利于美观，没有外部件，如耳模或管道线路。Tica 的适应证是中度到重度的感音神经性听力损失，尤其是高频听力下降者。特别适用于当环境噪声较大时语言理解能力差的患者。Tica 可以不间断的连续工作 60 小时。但由于易导致"声反馈"且费用昂贵，TICA 的临床应用于 2001 年被迫停止。

（二）Carina

Carina 是第二代全植入人工中耳的代表，是由德国 Otologics 公司生产。Otologics 公司在部分植入性助听器的基础上，2005 年研制出电磁性全植入助听器 Otologics Carina。手术方法与部分植入性助听器几乎完全一样。它的组成不仅包括转换器和接收器，接收器还另外带有可以反复充电的电池，声音调节器和直接埋放在耳后皮肤下面的麦克风。Carina 最主要的优点是转换器的功率大，稳定性能好，听骨链保持完整，已经安装了部分植入性助听器的患者可以通过"升级手术"直接转成全植入性助听器。患者只需要进行一个很小的手术更换部分植入体。另外，可充电的电池也是 Carina 的一大优势。缺点是皮下的麦克风缺乏定向能力，属于非生理性装置。

（三）Envoy Esteem

Envoy Esteem 也是第二代全植入人工中耳的代表，美国生产。Envoy Esteem 的一个特点是利用耳郭、外耳道和鼓膜作为声音接收的自然特点。Envoy 系统则包含有两个传感器，即磁电感受器和电磁驱动器（driver transducer）。装置本身无麦克风，而是磁电感受器连于砧骨体上，感受来自鼓膜的振动，转换成电信号传导至声音处理器。后者对电信号放大并过滤后，传导至连接在镫骨上的电磁驱动器，继电磁驱动器将电信号还原为机械振动，直接振动镫骨。植入时在进行乳突开放术和后鼓室开放术后，用 CO_2 激光截除 1～2mm 砧骨长脚，把磁电感受器固定在充分暴露的砧骨上，用骨水泥固定。骨水泥硬化后，用小钩小心活动砧骨体，让感受器与砧骨之间有 1 个细小的关节连接样的缝隙。下一步把电磁驱动器通过面隐窝用骨水泥固定在镫骨头上，这种连接不能活动。感受器和驱动器的连接线像心脏起搏器的线一样与处理器、电池连接在一起，处理器的外壳是医用硅胶，把处理器固定在顶骨的骨床上。术中用激光多普勒振动仪检测系统的工作情况。感受器会将砧骨接受的机械振动转换成电信号，经过处理器的过滤和放大，传到驱动器再变成机械振动传递到镫骨。Envoy 最主要的优点是从听力学角度利用了鼓膜对声音的接收，因此保留了耳郭的定向作用和外耳道的放大作用。因此全植入性助听器当然能够显著改善患者的生活质量。为避免声音向磁电感受器的反馈，Envoy 植入术中需分离砧镫关节并切除部分砧骨长脚，目前为止只能由经验丰富的专家可进行植入手术。

　　由于 TI-MEI 的发展起步晚，大多人工中耳装置的研究仍处于临床试验阶段，有限的研究结果很难全面评价此类助听装置的功效及不足。TI-MEI 目前仍难以克服的主要是电池寿命问题，如 Envoy 最长的电池寿命仅 3～5 年，取决于听阈水平、每日应用的时长，电量不足时必须在局麻下更换电池。另外一个难点在于手术过程相对复杂，能掌握手术植入技术的医师非常少，这也为推广工作带来了相当的难度。但能够肯定的是，TI-MEI 研究已具备了很好的开端，进一步的临床试验将会成为促进这一领域飞速发展的加速器。

（赵守琴）

扫一扫，测一测

第六章 骨传导植入

第
六
章

本章目标

- 掌握骨锚式助听器的结构，工作原理以及适应证。掌握骨桥的构造、工作原理及骨桥植入前后的听力学评估。
- 熟悉骨锚式助听器植入前后的听力学评估。熟悉骨桥植入手术适应证。
- 了解骨锚式助听器的手术步骤。了解骨桥植入流程及术后调机与康复。

骨传导（bone conduction）是指声波通过颅骨传导至内耳使淋巴液发生相应的振动从而刺激耳蜗螺旋器产生听觉。与气导相比，骨传导的途径较为复杂，包括外耳道声辐射、听骨链惰性、内耳淋巴液惰性、耳蜗骨壁的压缩和膨胀以及脑脊液压力变化。利用骨传导来改善听力的听觉植入装置被称为骨传导植入装置（bone conduction implant device），目前临床上应用较为广泛的骨传导植入装置主要包括骨锚式助听器和骨桥，它们主要适用于传导性听力损失、混合性听力损失，如先天性小耳畸形、先天性听骨链畸形/固定、耳硬化症等，以及各种原因所导致的单侧重度感音神经性听力损失。

第一节　骨锚式助听器植入

一、骨锚式助听器的发展历史

骨锚式助听器（bone anchored hearing aid，BAHA）是一种通过铆钉将声频振荡器固定在颅骨上从而将声信号传至内耳的新型半植入式骨导助听装置。

人类对于"骨骼可传导声音"的认识可以追溯到文艺复兴时期，科学家们发现一些听力损失者借助牙齿传导可以重新获得外界声音。1821年，法国耳科专家Jean-Marie Gaspad Itard设计完成了第一款以牙齿为传导介质的骨传导助听装置，这也是后来各类骨传导助听设备的雏形。20世纪60年代末期，Brånemark首次提出了"钛螺钉植入并与周围骨质融合"这一概念。随后，钛螺钉植入技术被改良并应用于颞骨乳突内。1977年，首批3例患者接受了颞骨内钛螺钉植入，在这之后的4年内陆续有100例患者接受了同样的治疗。科学家对这些患者进行了5年的术后随访，结果显示患者认为BAHA的助听效果是可以接受的，并且无一例出现植入体脱落。1986年，从事生产BAHA的工厂在瑞典成立。2005年BAHA更名为 Cochlear Bone Anchored Solution，并向全世界推广。虽然 BAHA 是一种安全有效的治疗手段，但由于植入术后的对外观和清洁的影响，使得这种半植入式装置仍难以被患者广泛接受。新一代的 BAHA Attract 的问世使得上述问题得到改善，与老一代 BAHA 最大的不同在于它可保留皮肤的完整性而通过体内、外磁铁之间相互吸引来实现跨越皮肤的声信号的传递。BAHA Attract 于 2013 年在欧洲与美国应用于临床，并取得了良好效果。2018 年 BAHA Attract 被引入中国，目前正处于临床试验阶段，还需大样本随访观察术后听力改善情况及并发症。总的来说，BAHA 具有诸多的优点，且拥有独特的适用人群，因此它已经逐渐成为一种常规的临床治疗手段。

二、骨锚式助听器的结构与工作原理

1. 结构组成　BAHA 由三部分结构组成：①钛金属植入体通过手术植入到耳后颅骨上，经过一段时间钛金属植入体与骨组织融为一体；②基座穿过皮肤连接颅骨内的钛金属植入体和外置的声音处理器；③声音处理器置于体外，可与基座相连接，接收和放大声音并转化为机械振动（图 6-1-1）。新一代的 BAHA Attract 系统（图 6-1-2）则包括钛质植入体、植入体磁铁、处理器磁铁、声音处理器四部分。

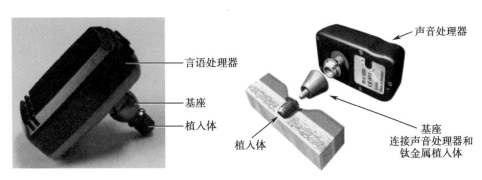

图 6-1-1　BAHA 组成图

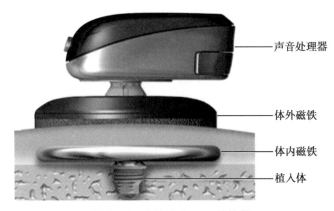

图 6-1-2　BAHA Attract 结构图

2. 工作原理 BAHA 的工作原理是，体外声音处理器上的麦克风接收外界声波，经声音处理器里的电 - 磁换能器将声波转变为有效的振动后，再将振动由基座将其传到与颅骨融合的植入体，引起植入体高效振动，振动可通过颅骨和颞骨骨传到内耳，引起内淋巴液波动从而刺激毛细胞，毛细胞经过机械 - 电转导将这种刺激转化为电化学信号，通过听觉通路传导至听觉皮层，从而产生听觉。

3. 软带 BAHA 的结构和工作原理 BAHA 成功应用于成人患者后，医师们开始将 BAHA 推广到青少年和儿童，然而，在年龄较小的儿童中，BAHA 的使用受到了限制。一个主要的原因是儿童的颅骨发育不成熟，不具备足够的厚度和硬度，导致 BAHA 装置中的钛金属植入体植入后不能与儿童颅骨达到稳定可靠的骨融合，从而引起诸多并发症。对于无法进行植入手术的患儿，可以应用软带 BAHA。软带 BAHA 由带有基座的松紧软带和声音处理器两部分组成（图 6-1-3），将 BAHA 的声音处理器固定于松紧软带上的塑料基座，再利用松紧软带的压力使塑料基座紧贴耳后皮肤，进而振动颅骨产生听觉，从而可以使听力下降的婴幼儿得到早期干预。软带 BAHA 的另一个作用就是用来做术前的听力学评估，使患者有合理预期，但佩戴软带 BAHA 与 BAHA 植入相比听阈高 10~15dB HL 左右。

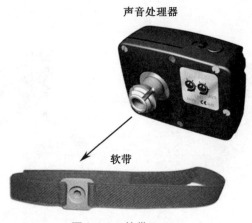

声音处理器

软带

图 6-1-3 软带 BAHA

三、骨锚式助听器植入前评估

BAHA 主要适用于传导性听力损失、混合性听力损失及单侧感音神经性听力损失。为了帮助医师把握好适应证，使患者获得最大的收益，植入术前需要对患者的听力及言语水平进行详细评估。同时，为了明确患者骨皮质的厚度排查手术禁忌，应进行影像学评估。

（一）听力学评估

1. 纯音测听 纯音测听是 BAHA 术前评估的一项最基本最重要的听力学评估指标，尤其是患者的骨导阈值，往往决定了该患者是否适宜做 BAHA 植入手术以及术后预计能达到怎样的助听效果。每一个型号的 BAHA 产品所要求的 PTA 的阈值都不尽相同。目前国内使用的 BP100、BAHA intenso 要求 PTA 的骨导阈值在 500～4 000Hz 范围的任一频率均应分别在 45dB HL、55dB HL 以内,而即将进入中国的 BAHA 5 Superpower 型号要求骨导阈值在 500～4 000Hz 的任一频率最大可达 65dB HL。如果患者要做双耳 BAHA 植入,则双耳的差值应≤20dB HL。BAHA 对患者的气导听阈没有特殊要求,但是气导听阈对于解释患者术后的效果和选择治疗方案是有帮助的。对于传导性听力损失的患者,当其气骨导差越大时,其佩戴 BAHA 所达到的助听效果越优于传统的气导式助听器。尤其当骨气导差 >30dB HL 时,BAHA 的助听效果要远远优于传统的气导助听器。

2. 声场下纯音测听　声场下纯音测听是术前、术后评估 BAHA 助听效果的一项重要的辅助手段。由于植入 BAHA 后,患者不能通过佩戴耳机来测试其助听效果,因此,在裸耳和佩戴 BAHA 的情况下进行声场下纯音听力评估可以减少误差。患者也可以在术前通过佩戴软带时行声场下纯音测听来更直观地评估术后的预期助听效果。

3. 客观听力学检查　成人最常用的术前听力评估是 PTA。对于儿童,尤其是年龄小于 1 岁的患儿,儿童行为测听常常会出现反应不准的情况,此时客观听力检查就显得尤为重要,它可以判断听力损失的类型和程度。目前临床上评估常用的客观听力检查有气骨导短声听性脑干反应、多频稳态反应、声导抗和耳声发射。

（二）言语评估

言语测听是 BAHA 术前评估中的另一项重要内容。患者术前佩戴软带 BAHA 测出的最大言语识别率应≥80%,这样可以保证患者有良好且稳定的远期疗效。对于最大言语识别率 <80% 的患者,其手术目的主要通过 BAHA 改善听力,提高生活水平。因此,医师在术前需要跟患者进行充分的沟通,使其对疗效有正确的预期。而噪声下言语测试是言语评估的内容之一,日常的言语交流活动多是在噪声环境下发生的,而许多听力损失人士最苦恼的也是在噪声环境下的言语交流。所以利用噪声下言语测试可以让患者初步感受自己在这种环境下所能达到的助听效果,从而在术前获得更多的信息,建立正确的期待值。

（三）影像学评估

因 BAHA 植入要求患者具有一定的骨质厚度,因此术前应该常规做颞骨 CT 检查,以明确其骨质厚度及骨质发育情况,考虑是否行二期手术或延长骨融合时间。同时对于外中耳畸形患者可通过颞骨 CT 来明确中、内耳发育情况,部分中耳发育太差的患者无法行听力重建手术,只能通过 BAHA 来提高听力。

四、骨锚式助听器植入技术

（一）手术适应证

1. 双侧传导性或混合性听力损失　BAHA 对于双侧传导性或混合性听力损失患者(包括先天性外耳道闭锁、双侧中耳炎、双侧耳硬化症等)听力状况的改善十分有效,适用于不宜接受听力重建手术以及传统的骨传导助听器效果不理想的人群。对于镫骨足板固定的耳硬化症患者,传统助听器效果不理想或不能应用时,BAHA 也可作为一种选择。但对于双侧传导性或混合性听力损失患者,双侧植入 BAHA 的必要性及疗效仍存在争议。声波通过颅骨的衰减很小,仅 10dB

HL，单侧的骨传导助听器可几乎同时刺激双侧耳蜗。双侧佩戴 BAHA 的优点在于：①提高听觉灵敏度和言语接受率；②当噪声和言语发自不同方向时，可提高噪声环境下的言语识别。这主要是由于双侧佩戴 BAHA 时减弱了"头影效应"，声音刺激向对侧传递时衰减明显减少。

2. 单侧传导性或混合性听力损失 单侧传导性或混合性听力损失患者通常面临的问题是较差的声音定位能力，以及噪声环境中较差的言语识别能力。BAHA 能够提高此类患者对声音的敏感性并改善患者在噪声环境下的言语识别率和言语接受率，还可使其获得双耳立体听力。

3. 单侧感音神经性听力损失 单侧感音神经性听力损失（single-sided deafness，SSD）患者往往被忽视的原因在于既往普遍认为对侧耳的残余听力可以起到代偿作用。然而，SSD 患者同样面临着诸多听力问题，尤其是声源来自患耳一侧以及多声源的情况下。常见的 SSD 病因包括听神经瘤（未接受治疗和接受手术治疗或放疗的患者）、先天性感音听力损失以及突发性听力损失。SSD 患者在患侧植入 BAHA，可通过颅骨传导起到信号对传（contralateral routing of signal，CROS）的作用，虽然原则上这并不会帮助患者获得立体声效，但可以减少头影效应。目前临床上常用的评估 BAHA 助听效果的量表包括 glasgow hearing aid benefit profile（GHABP）、abbreviate profile of hearing aid benefit（APHAB）、single-sided deafness questionnaire（SSQ）、international outcome inventory for hearing aids（IOIHA）等。已有不少研究证实 BAHA 在很多方面确实改善了 SSD 患者的听力状况。目前对于 BAHA 在 SSD 患者中的应用尚存在争论，争论的焦点在于 BAHA 是否能有效提高中 - 重度患者在噪声环境下的言语识别及声音定位能力。

4. 仅存听力耳手术风险大，可能导致全听力损失者。

（二）手术禁忌证

1. 由于骨质厚度不足，在手术中无法找到植入体（4mm 或 3mm）合适的置入部位。

2. 植入部位的软组织厚度<3mm。

3. 植入 BAHA 的颅骨侧既往曾接受过放射治疗。

4. 可能有危害骨整合和 / 或伤口愈合的全身状况（例如骨质疏松症、银屑病、使用皮质类固醇等）。

5. 患者有不受控制的糖尿病。

6. 患者身体因某种疾病需频繁进行头部 MRI 检查。

7. 患者不能接受 BAHA 外露部分影响美观。

8. 患者不能耐受 BAHA 植入手术。

（三）BAHA Attract 植入手术步骤

1. 术前准备 剃除耳后直径约 5～7cm 范围内的头发。

2. 麻醉 儿童宜全麻，成人可局麻。

3. 确定 BAHA 的植入部位（图 6-1-4）。

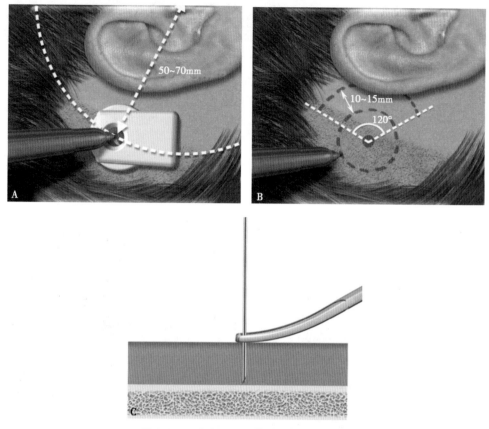

图6-1-4 确定BAHA的植入部位示意图

A. 定位植入体：BAHA模具确认位置和大小，耳后距外耳道口5～7cm；B. 标记C形切口：切口距离磁铁边缘至少1.5cm；C. 测量皮瓣厚度：测量磁铁边缘前方、磁铁中部及磁铁边缘后方的皮瓣厚度，要求皮瓣厚度为3～6mm

4. 植入骨锚式助听器（图6-1-5）。

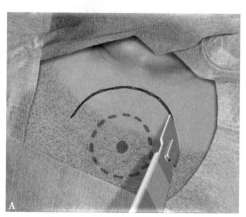
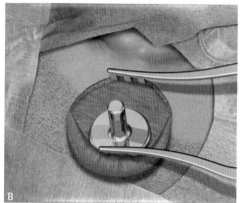

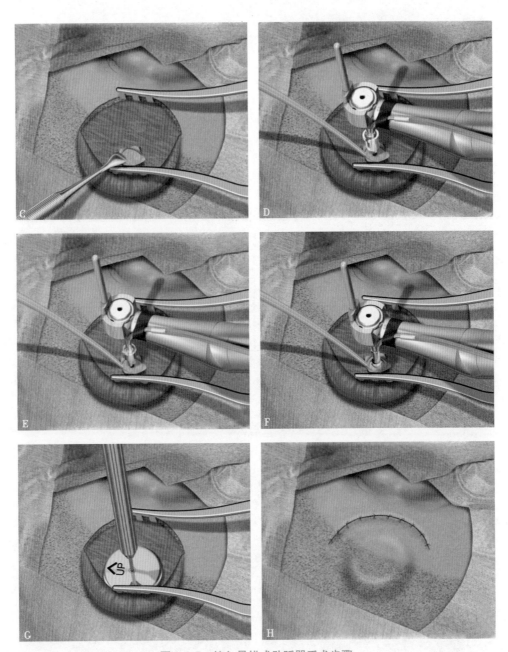

图 6-1-5　植入骨锚式助听器手术步骤

A. 做皮肤切口；B. 标记植入体待植入具体位置；C. 十字形切开骨膜；D. 使用引导钻钻孔；
E. 使用扩孔钻扩大骨孔；F. 安置植入体；G. 安置植入体磁铁；H. 缝合皮肤切口

（四）手术中注意事项

1. 测量皮瓣厚度应在 3～6mm 之间，必要时可削薄皮瓣。

2. 选定合适的植入体位置后，应以垂直于骨表面的方向钻孔和插入植入体。

3. 钻孔时应充分冲洗，起到冷却骨骼的作用。钻孔过度和骨骼过热会妨碍骨融合。

4. 安装植入体磁铁时，有"UP"标志的一面朝向患者的头顶，且用螺丝刀拧紧螺钉之前确保内部螺钉凸出磁铁表面。

（五）植入术后注意事项

BAHA 植入术后随诊 1～2 个月，查切口愈合、桥基周围皮肤无炎症反应后，即可将声音处理器旋接至基座上开机试用。由于基座跨皮肤露在外面、声音处理器的重力与振动等因素容易导致周围皮肤感染及钛螺钉松动，因此在使用中要注意保持清洁，防止外伤，细心维护。对于 BAHA Attract 植入手术，皮肤表面并无裸露的基座，术后注意观察局部切口愈合及皮瓣状况，无异常可于术后 1 个月开机使用。

（六）术后并发症及处理

骨锚式助听器 BAHA 自应用以来，其手术安全性及术后效果已得到充分的肯定。但其术后并发症也不容忽视，主要包括骨性并发症及皮肤与软组织并发症。

1. 骨融合不良或失败　其发生率约为 1%。骨融合成功的先决条件包括颅骨状况、植入体的设计、植入体材料的选择、娴熟的手术技巧等。早期并发症主要源于骨融合失败，后期主要源于感染及创伤等因素。此外，骨性并发症发生率增加的因素包括糖尿病、长期使用糖皮质激素、吸烟等。可减少骨并发症的发生的措施有：①合适的植入区域，尽量选择骨质较厚、气房较少的区域；②严格正确的手术操作、术区降温以及植入体正确的放置；③确保植入体与颅骨之间没有任何物质阻隔；④适当的愈合时间；⑤植入体受力均匀。

2. 植入体脱出或丢失　植入体丢失在儿童中的发生率较高，原因是儿童的颅骨较薄且与成人相比缺乏矿物质。此外，感染、植入体植入不完全、骨融合失败以及创伤均是儿童植入无丢失的主要原因。为防止此状况发生，除了避免影响骨融合的因素外，在患者颅骨厚度允许的情况下尽可能植入 4mm 厚度钛植入体或多植入一个备用。若上述预防措施无效，可考虑再次植入。

3. 皮瓣坏死　其主要原因为皮瓣的供血不足和过度受压。BAHA Attract 系统通过体内、外磁铁的相互作用实现经皮瓣的声信号传递，皮瓣过厚影响术后助听效果，而皮瓣过薄可能会导致受压缺血，因此局部皮瓣是术后护理注意观察的重要部位。

4. 切口感染　这是最主要但可以避免的问题。术中注意无菌原则以及预防性应用抗生素可以降低切口感染的发生率。同时，持续清洁和护理伤口也可以减少感染的发生。新一代 BAHA Attract 系统由于保留了皮肤的完整性，使得伤口感染发生的概率大大下降。

5. 疼痛或麻木　手术创伤可导致局部疼痛，一般术后 1～3 天内比较明显。同时，由于手术切断了皮神经，少数患者会在术后的短期内有麻木感，3～6 个月后会自行恢复。

五、骨锚式助听器植入术后调试、康复及效果评估

（一）术后开机及调试

BAHA 植入术后 2～3 个月（依据患者骨融合情况而定）开机调试，新一代 BAHA Attract 植入体可缩短至术后 1 个月，特殊情况患者可适当延长。开机前听力师需

对患者术后的情况进行全面了解：耳后伤口愈合情况、是否有身体不适状况等，如有需要及时向术者反馈。此外，还需事先对使用者说明 BAHA 开机流程以及听到声音不适应的可能性，尤其对于语后聋者，让使用者能够建立合理预期。

听力师连接好调试设备，打开调机软件，确认连接是否正常，完善患者基本信息，了解术前声场下听力测试情况，后选定模式后设定相关参数，根据患者的反馈进行精细调节。调机后可分别进行声场下的纯音测听及言语测听。

BAHA 植入术后一般只需进行两次调试，后定期随访并根据随访情况决定是否进行下一步调试。

（二）康复

BAHA 的适应证较为广泛，若患者由于先天性听力损失导致言语发育受累，多表现为发音清晰度欠佳，行 BAHA 植入后需矫正患者的发音。而对于获得性听力损失患者，植入前有一定的言语基础，术后一般不需要进行特殊矫正。部分患者由于听力受损或者其他原因会导致心理异常，一定程度的心理干预也是 BAHA 植入术后康复必要的辅助手段。

（三）效果评估

BAHA 的助听效果可通过比较 BAHA 植入前、后的声场下的助听听阈、安静及噪声环境下的言语识别率来进行评估。后期可通过问卷调查随访患者对其佩戴后交流情况的反应与满意度，了解患者佩戴、使用情况。

（夏　寅）

第二节　骨桥植入

骨桥（bone bridge）是一种植入式骨导助听装置，通过体外部分的听觉言语处理器收集和处理声音，将声信号通过电磁感应转化为机械振动，作用于颅骨，经颅骨传导引起内耳淋巴液振动，刺激听觉毛细胞产生听觉。主要适合中度感音神经性听力损失、传导性听力损失及混合性听力损失且骨导听力符合标准的患者。特别对于外耳道闭锁，中耳发育不佳的患者，骨桥是比较适合的选择。也是单侧听力损失患者的选择之一。

一、骨桥的发展历史

在第五章节讲述了人工中耳，特别是 VSB 的发展历史程。然而，VSB 的基本原理是通过中耳的传导，因此要求中耳内存在可以植入 FMT 的解剖空间，且至少存在一处可传音的结构（蜗窗或前庭窗），且对术者的要求比较高。临床上，有的患者存在中耳结构发育不良但骨导听阈正常或轻度升高，中耳手术后传导性听力提高不明显，严重鼓室硬化难以通过中耳重建听力，单侧性听力损失等情况。这些患者通过重新建立中耳传导一般效果并不理想。

气导 - 中耳传导途径是正常声音通过中耳的传导途径。正常情况下，骨传导常被忽略。但如果传导情况受阻，骨传导的作用就可能被重视并应用。骨传导的应用很早期的就有相关记录。古代便有古人应用声音骨传导的记载：战场上士兵枕着牛皮箭筒躺在地上，当敌方骑兵偷袭时士兵可更早发现。音乐家贝多芬丧失听力后，曾利用一根棒来听钢琴演奏，即把棒的一端抵在钢琴上，另一端用牙齿咬住，则可以听到自己的弹奏，这也是应用声音骨传导的实例。1933 年，声音骨传导开始应用到助听器中，出现了骨导助听器，并发现其在中耳疾病引起的听力损失时作用最大。随着芯片技术的发展，经过演变，骨导助听器也逐渐被改进，出现头戴式、眼镜式等多种款式。但由于非植入式骨导助听器需要紧贴颅骨或耳周，振动内耳才能起到作用，佩戴的舒适度和美观性欠佳，另部分听力损失者难以接受。另外，由于佩戴的稳定性欠佳，获得听觉的稳定性也不高。由于其在实际应用中的缺点显著，使用并不广泛。

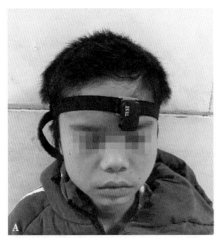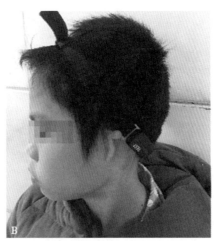

图 6-2-1　头戴式骨导助听器外观

A. 患者将骨导式助听器置于颅骨；B. 患者将骨导式助听器置于乳突区

　　骨桥的发展是在上一章提到的振动声桥基础上进一步的拓展。FMT 是一个直径约 2mm 的电磁转换装置，可以产生机械振动驱动听小骨或者蜗窗膜，改善植入者的听觉。相对于质量为毫克级的听小骨，颅骨质量过大，不能被 FMT 驱动而形成骨导听觉。基于相同的电磁转换原理，Geoffrey 于 2010 年对 VSB 的 FMT 做出改进，扩大尺寸以提高振动输出——此即骨桥的基本设计沿革：主动式骨导植入体（bone conduction implant，BCI）以机械振动直接驱动颅骨，通过骨导途径重建听力。并且，骨桥避免了 BAHA 的植入体周区域的皮瓣暴露问题。随即，骨桥在欧洲、我国等临床应用。全球累计植入 5 000 余例。

　　骨导途径可用于听力重建。大部分传导性听力损失 / 混合性听力损失病例，在可重建中耳通气功能的前提下，可依 Wullstein 提出的五个分型进行鼓室 - 听骨链重建，并获得长期稳定的听力改善。然而，对于存在中耳病变无法做听骨链重建的患者，耳道助听器常存在耳闷塞感、耳道不适、声音部分失真的问题；甚至对于部分外耳道闭锁的患者，做中耳听力重建的效果常不理想。这种情况下，通过骨导的听觉重建办法是一个理想的途径。另外，对于单侧听力损失者，目前临床倾向于进行人工耳蜗植入，以恢复双侧听觉。但人工耳蜗可能存在适应不良的问题，通过正常耳的骨导补偿对侧的听觉，也可能是一个理想的解决方案。

二、骨桥的结构与工作原理

（一）结构组成

骨桥属于半植入式人工听觉系统，包括体外的听觉处理器和体内的骨导植入体两部分。

1. 听觉处理器　听觉处理器（audio processor，AP）内含麦克风、信号数字处理芯片、电池、外部磁体和信号发射线圈，可处理 200～8 000Hz 频率范围的信号。其直径 15mm，厚度约 7mm，佩戴于耳后上方（图 6-2-2 和图 6-2-3）。

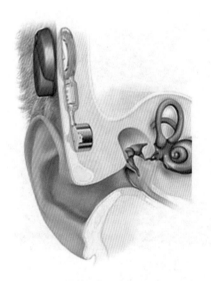
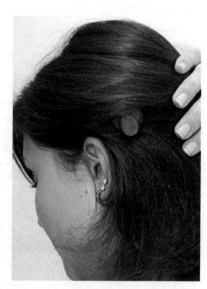

图 6-2-2　骨桥结构组成　　　　　　图 6-2-3　AP 通过磁力吸附，佩戴在耳后上方

2. 骨桥植入体　其是一种主动式骨导植入体（active bone conduction implant），包括以下部件：信号接收线圈、内部磁体、调制解调器、连接部和骨导漂浮质量传感器（bone conduction floating mass transducer，BC-FMT）（图 6-2-4）。

BC-FMT 是一个电磁转换装置，可产生机械振动驱动颅骨。其输出功率见图 6-2-6，对中高频的补偿较好，但对低频的补偿一般。对于输入 65dB 的声压级，750Hz、1 500Hz、3 000Hz 的总谐波失真度小于 4%。与 BAHA 系统相比，骨桥对高频的听力补偿效果更好（图 6-2-5）。

（二）工作原理

骨桥植入体经手术植入耳后上方颅骨表面。术后 8～10 日调试处理器，并将处理器通过磁力吸附到耳后上方，激活植入体。

外界声音信号被处理器麦克风采集后，经芯片处理并转化为电磁波，跨过完整的皮瓣向内传播，被植入体的接收线圈接收。根据上述信号，植入体调制解调器指令 BC-FMT 产生特定频率和振幅的机械振动，驱动颅骨，形成特定音调和响度的骨导听觉（图 6-2-6）。

骨桥系统的能耗，由安装于听觉处理器中的纽扣电池提供。

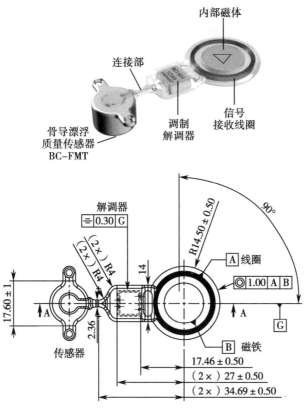

图 6-2-4 骨桥植入体结构示意图

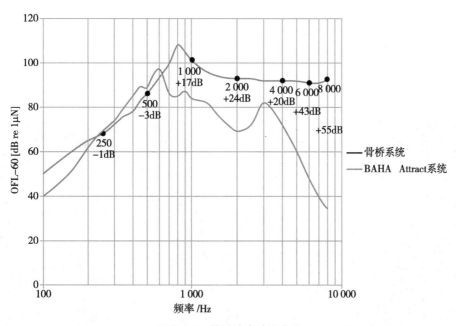

图 6-2-5 骨桥输出功率曲线

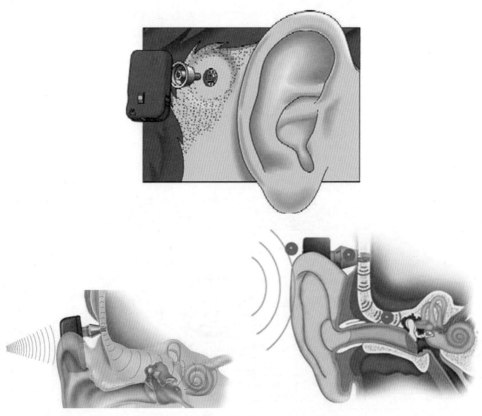

图6-2-6　BAHA植入及工作原理示意图

三、骨桥植入前评估

1. 听力学评估　术前听力学评估包括：纯音测听（气导骨导）、听性脑干反射（气导骨导）、韦伯试验。可选择性行言语识别率测试。

2. 影像学评估　颞骨薄层CT。颞骨CT影像三维重建选做（图6-2-7）。颅脑核磁选做。

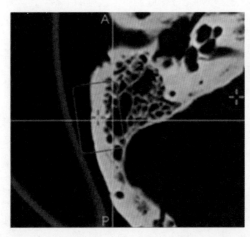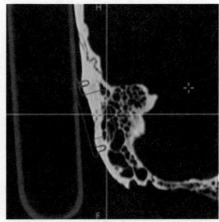

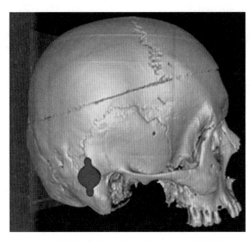

图 6-2-7　通过骨桥术前颞骨三维重建确定最佳植入位置

A. 为颞骨轴位片,红色方框为重建时模拟的植入体 BC-FMT(厚度 8.7mm,直径 15.8mm),可见 BC-FMT 位于外耳道后上、乙状窦前外方;B. 为颞骨冠状位片,红色方框为重建时模拟的植入体 BC-FMT,可见 BC-FMT 位于颅中窝下、乳突腔内,皮质钉(上)固定于颞线(骨皮质较厚),皮质钉(下)固定于乳突后下方(骨皮质较厚);C. 为三维重建图片,显示 BC-FMT 和颅骨表面解剖标志的关系,用于指导术中定位

3. 医学评估　部分外中耳畸形病例,为综合征畸形,伴有耳郭、颌面及其他系统异常。此时应跨学科进行综合评估,以统筹病例的治疗方案。

四、骨桥植入技术

(一)手术适应证

1. 外中耳畸形病例　500~4 000Hz 骨导听力平均阈值≤45dB;具备一定的颅骨厚度(6mm);Jahrsdoerfer 评分≤7 分;镫骨未发育或足板固定。特别地,对于双侧的中外耳畸形且中耳发育不良的患者更为合适。

2. 鼓室重建效果不佳的病例　如根治腔、鼓室硬化,500~4 000Hz 骨导听力平均阈值≤45dB,乳突区 / 乙状窦后枕骨区颅骨达一定厚度(≥6mm)。

3. 单侧听力损失病例　对侧耳 500~4 000Hz 骨导听力平均阈值≤20dB,振动跨颅骨衰减≤20dB,颅骨达一定的厚度(≥6mm)。

(二)手术禁忌证

1. 植入侧骨导阈值超出适应证范围。

2. 植入侧骨导阈值接近 45dB 且不稳定。

3. 颅骨厚度过薄。

(三)手术流程及注意事项

骨桥 BC-FMT 的尺寸,对颅骨厚度有一定要求。常规植入部位为乳突腔区域(颅中窝下、乙状窦前、外耳道后)。对于部分耳畸形和根治腔 / 中耳感染病例,可行乙状窦后区域植入。

骨桥植入术中,涉及较多的骨质磨除;骨桥植入病例,多为耳畸形儿童。因此术前有必要行颞骨三维重建,确定 BC-FMT 的最佳植入位置(图 6-2-8),辅助术中定位操作，以期避免损伤毗邻结构（颞下颌关节 / 外耳道后壁，硬脑膜及乙状窦），同时减少磨骨量减小手术损伤，缩短手术麻醉时间。

两种植入手术流程分述如下：

1. 乳突腔区域植入 取盐酸肾上腺素生理盐水于耳后区皮下行浸润。耳郭后沟后 0.5～1cm 行 C 形切口，切开皮肤及皮下浅筋膜层并向前方分离。切口错开约 0.5cm，U 形切开颞肌及骨膜（肌瓣的蒂位于前方）（图 6-2-8）。分离骨膜，根据术前三维重建定位，充分显露出植入区骨皮质。取植入体模型，对照术前重建定位，在皮质区勾描 BC-FMT 骨床轮廓，并相应地分离耳后上方区骨膜以容纳植入体线圈。取皮瓣厚度测量尺（图 6-2-8），如全层皮瓣厚度超过 7mm，建议削薄线圈区域所对应的颞肌层。依据骨面所描轮廓，取耳科钻切除骨皮质，切除乳突气房；研磨过程中，使用植入体模具探查，骨床大小和深度以能刚好容纳 BC-FMT 为宜（图 6-2-9）。部分病例需软化乙状窦并适度压迫，或显露局部硬脑膜并适度压迫。使用植入体盒内的钻头，配合植入体模具，研磨固定钉孔（图 6-2-9）。钉孔的位置常位于颞骨表面的自然隆起（颞线、乳突尖）。止血，冲洗术腔。取出骨桥植入体，根据骨床位置和颅骨弧度，对植入体进行调整塑形后放入骨床。取植入体包装内的骨皮质钉，使用力矩扳手拧紧皮质钉（力矩不超过 20N·m）（图 6-2-10）。检查植入体在位牢固后，逐层缝合皮瓣。加压包扎。

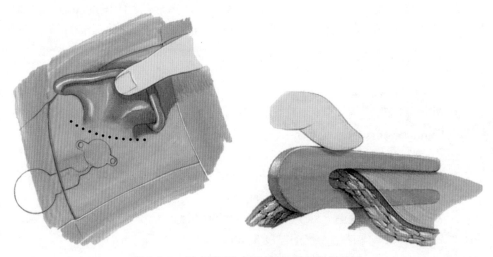

图 6-2-8 手术切口（右耳）及皮瓣测量示意图

部分病例植入体颞骨较薄，此时建议使用 Lift 系统。Lift 系统以 2～3mm 为宜。（图 6-2-11）

2. 乙状窦后区域植入 与前述手术流程相比，乙状窦后区域植入有以下不同点。①切口及皮瓣设计：耳郭后沟后方 1.5～2cm 处。第二层肌瓣的蒂位于前方或下方。部分病例为胆脂瘤 / 中耳感染同期植入，此时建议分别行耳内切口（中耳 / 乳突病灶清理）及耳后切口（骨桥植入）；分离皮瓣及肌瓣时，避免两个术区出现联通。②植入体骨床：骨床通常位于颞骨后下与枕骨连接处。此区颅骨较乳突区平坦但较薄，因此研磨骨床时通常需要贯穿全层颅骨。骨床底部为完整的硬脑膜；

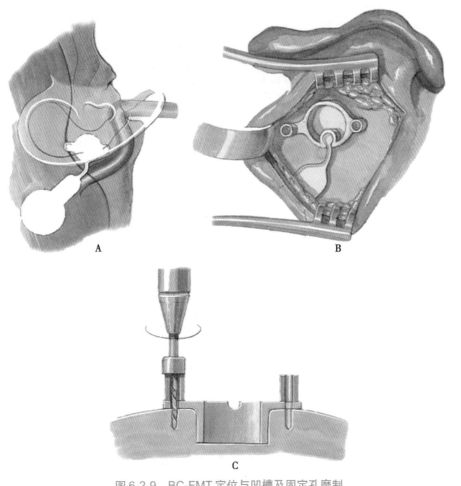

图 6-2-9　BC-FMT 定位与凹槽及固定孔磨制

A. 定位　B. 凹槽磨制　C. 固定孔磨制

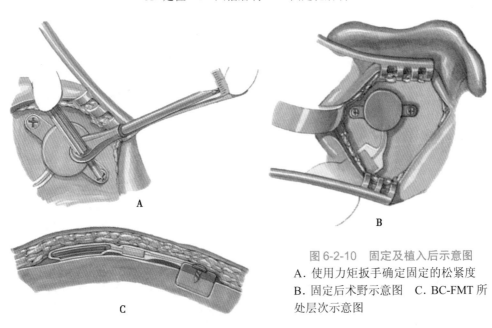

图 6-2-10　固定及植入后示意图

A. 使用力矩扳手确定固定的松紧度

B. 固定后术野示意图　C. BC-FMT 所
处层次示意图

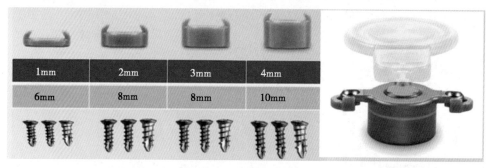

图 6-2-11　Lift 系统示意图

当植入者颅骨偏薄时，为避免过分压迫硬脑膜和乙状窦，可使用 Lift 加高 BC-FMT

术中取剥离子，沿骨床底部向四周钝性分离硬脑膜约 0.5cm，以避免 BC-FMT 植入后硬脑膜局部张力过大。③植入体塑形：乳突区植入时，往前往内弯折植入体；乙状窦后区域植入时，往后往内弯折植入体（图 6-2-12）。

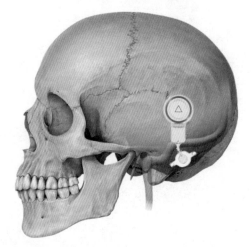

图 6-2-12　乙状窦后植入时，向后下方弯折植入体

（四）手术并发症及处理原则

1. 乙状窦出血　研磨乙状窦周围骨质时，使用金刚砂钻。未行软化时的乙状窦出血，可用骨蜡填压；行软化后乙状窦出血，可用电凝止血并用软组织覆盖加固。

2. 脑脊液漏　研磨鼓室盖区骨质时，避免使用切割钻。如出现脑脊液漏，使用软组织及耳脑胶严密修补。

3. 植入区血肿　多由术中皮瓣止血不彻底引起。如血肿较大且波动感明显，穿刺抽液后加压包扎。

4. 其他并发症及处理　参同中耳手术并发症。

五、骨桥植入术后调试、康复及效果评估

1. 术后开机及调试　骨桥系统在术区伤口愈合及皮瓣消肿后即可开机（术后 7～9 日）。开机由听力师使用 Connexx 软件（含 Symfit package）进行。听力师根

据植入侧术后的骨导阈值设定参数,进行编程调机;或根据植入者的主观回馈设定参数进行调机。建议在调机后,进行助听听阈测试,并根据测试结果进一步调整各频段的增益及音量。

开机后4~6周,根据植入者反馈,第二次调机,调整听力程序的细节。

骨桥植入者通常只需两次调机,之后即正常使用并随访。如植入者出现听觉增益下降时,须再次调机/处理:

(1)植入区皮瓣增厚:处理器更换为强度更大的磁体,确定处理器可稳定吸附在位后,复查振动听力图,根据植入者的主观回馈,调整听力程序设置(提高增益/音量)。部分病例皮瓣增厚明显,则须外科削薄皮瓣。

(2)植入者骨导下降:根据复查的骨导阈值,重新设定调机参数后编程。

2. 康复 骨桥适应证为骨导不超过45dB的传导性听力损失或混合性听力损失病例,此类患者植入前通常已形成言语功能,但发音的清晰度较差。因此植入后,尤其是儿童病例,须进行发音矫正。

骨桥的适应证包括外中耳畸形,此类儿童由于听力受损及容貌异常,可能会伴随心理发育异常。在听力重建后,部分病例须进行心理干预。

3. 效果评估 术后可复查助听听阈、助听状态下的言语识别率,并与术前的裸耳听阈和言语识别率进行比较。

(郑亿庆)

扫一扫,测一测

第七章 中枢听觉植入

本章目标

- 熟悉听觉脑干植入的工作原理。
- 熟悉听觉脑干植入的适应证、禁忌证。
- 了解人工中脑植入的概念。

中枢听觉植入，包括听觉脑干植入、听觉中脑植入、听觉皮层植入等，其原理为直接在蜗神经核或听觉通路更上层的部位植入电子装置，通过电刺激产生听觉。该类装置主要用于由于耳蜗、蜗神经病变，而无法通过人工耳蜗植入实现听觉重建的患者。其中听觉脑干植入技术较为成熟，已经在临床应用多年，而其他诸如听觉中脑植入、听觉皮层植入等技术尚不成熟，仍处于实验室阶段。近年来，影像学技术的发展及相关疾病早期诊断率的提升，使得不少上述中枢听觉植入候选者可采用人工耳蜗植入实现听觉重建，并获得较可靠、满意的效果，这也是近年中枢听觉植入的发展受到限制的主要原因。本章节就中枢听觉植入技术进行概述，回顾其历史，介绍工作原理，展望其发展方向。

第一节　听觉脑干植入

一、听觉脑干的发展历史

目前一般认为首例单通道听觉脑干植入（auditory brainstem implant，ABI）是在1979年由耳科医生 William House 和神经外科医生 William Hitselberger 在 House 耳研所共同完成的。他们在一位神经纤维瘤病 2 型（neurofibromatosis type 2，NF2）患者的蜗神经核复合体处植入了一根球形电极，并通过电刺激使患者产生了听觉（音感）。不过该患者不久后由于植入电极移位而无法继续获得听觉，因此 ABI 早期的研究集中在如何更好地固定植入电极。后来，研究还发现增加 ABI 的电极数可以使患者更清楚地感知声音，提示耳蜗神经核如同耳蜗一样也存在感知不同音频的拓扑空间结构。因此，1991年世界上进行了第一例多通道 ABI 的研究，1994年起多通道 ABI 开始了 FDA 临床试验，并渐渐取代了最初的单通道装置。2008年 House 耳研所、Cochlear 耳蜗公司、亨廷顿研究所开始合作研发一种穿透式听觉脑干植入（penetrating auditory brainstem implant，PABI）装置，以实现更好地刺激耳蜗神经核。该款装置可以降低电刺激阈值，并使患者能感知高频声音，但总体的言语理解率与传统多通道听觉脑干植入相差不多。

在 ABI 迅速发展的近 30 年来，这项技术从最初的仅针对 NF2 患者，逐步开始运用于无法进行人工耳蜗植入的其他疾病患者，如蜗神经缺如、耳蜗缺如、脑膜炎后耳蜗骨化、外伤或者严重的耳硬化症等患者。FDA 对该设备的临床许可也从 2000 年仅允许年龄≥18 岁的 NF2 患者进行植入，到 2005 年扩大为准予应用于年龄≥12 岁的 NF2 患者；以及有"合理手术期望值"的其他疾病患者。截至目前，全世界 ABI 植入病例已逾 2 000 例。

二、听觉脑干的结构与工作原理

（一）结构组成

听觉脑干植入装置的核心部件主要有外机部分和植入部分。外机包括麦克风、言语处理器和经皮发送器线圈；植入部分包括了接收刺激器和植入电极。听觉脑干装置的植入电极，是一种置于脑干蜗神经核表面进行直接刺激的电极阵列（图 7-1-1），目前多采用带涤纶网的针状电极。不同制造商所生产的听觉脑干植入物装置的主要区别在于信号通道的数量和言语处理策略，但所有装置电极阵列附着在蜗神经核表面的长度通常都在 3～8mm。对于穿透式听觉脑干植入，其植入物在传统听觉脑干电极阵列的 12 个表面电极的基础上，又添加一个由 10 个微电极阵列组成的探针用以刺入蜗神经核。

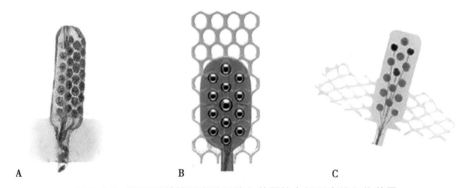

A B C

图 7-1-1 不同品牌的听觉脑干植入装置的电极形态植入物装置

（二）工作原理

大脑感知外界声音需要结构与功能完整的外耳、中耳、内耳、蜗神经、脑干、中脑以及听觉皮层等协同作用。声波经外耳道到达鼓膜，引起鼓膜的振动。鼓膜振动又通过听小骨进而传达到前庭窗，使前庭窗膜内移，引起前庭阶中外淋巴振动，从而使得蜗管中的内淋巴、基底膜、螺旋器等也发生相应的振动。基底膜的振动使螺旋器中与盖膜相连的毛细胞发生弯曲变形，产生与声波频率相应的电位变化，进而引起蜗神经产生冲动，至此声音已从机械能转变为电能。随后，这些电冲动经蜗神经、蜗神经核等传导到中枢形成听觉。听觉传导的第一级神经元位于耳蜗的螺旋神经节，其树突分布于耳蜗的毛细胞上，其轴突组成耳蜗神经，进入脑桥止于延髓和脑桥交界处的蜗神经核，更换第二级神经元后，发出纤维横行到对侧组成斜方体，向上行经中脑下丘交换第三级神经元后，上行止于丘脑后部的内侧膝状体，交换第四级神经元后，发出纤维经内囊到达大脑皮层颞叶听觉中枢。听觉脑干植入就是将一种电子装置植入脑干附近，电刺激脑干蜗神经核复合体产生听觉，因此听觉脑干植入不受蜗神经条件的限制。

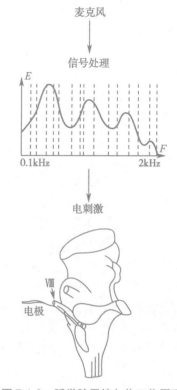

图 7-1-2 听觉脑干植入物工作原理

首先麦克风搜集声音信息并传送至信号处理器。声音信号由外处理器加工，经动态范围调试并根据激活通道的数量进行声音重组。处理器挑选有特性的声音并对其进行电子编码。低于 500Hz 的声刺激，处理器根据接收到的信号强度和频率刺激相应数量和位置的电极。高于 500Hz 的声刺激，其语音信号包络是通过不断刺激一小部分电极来编码的。经过处理后，信号通过经皮线圈被传入至内部接收刺激器。刺激器将电信号传至与其连接的植入物电极阵列，刺激蜗神经核表面，蜗神经核进一步将信号传送至上级中枢，最终形成听觉（图 7-1-2）。对于穿透式听觉脑干植入，其电极解决了传统电极阵列未能良好接触耳蜗神经核的弊端，使得位于耳蜗神经核表面之下的高频听觉区域可以更好地被刺激到。传统的听觉脑干植入装置的听觉认知阈范围为 10～100nC/ph，而穿透式听觉脑干植入装置的听觉认知阈范围更低，为 0.8～2.0nC/ph。

三、听觉脑干植入术适应证与禁忌证

（一）适应证

1. NF2 该病是听觉脑干植入最早也是最常见的适应证。但由于临床资料证实相似条件下人工耳蜗植入的听觉重建效果要优于听觉脑干植入，因此对于考虑蜗神经尚完整的 NF2 患者，建议先尝试行人工耳蜗植入，若病情进展或人工耳蜗植入无效时再行听觉脑干植入。

2. 脑膜炎后耳蜗骨化 仅当影像资料和术中所见均证实双侧耳蜗完全骨化时，才合适进行听觉脑干植入。但这种情况下仍应先尝试双侧耳蜗开窗，在人工耳蜗植入无法实现时再采用听觉脑干植入。

3. 内耳畸形，蜗神经未发育/蜗神经缺如 大部分内耳畸形其实并不是听觉脑干植入的首选适应证，对于内耳道狭窄合并蜗神经发育不良或未发育的患者，虽然影像学上未见蜗神经，但并不意味着耳蜗没有听觉神经支配（部分患者仍可通过人工耳蜗植入获得听觉）。若 eABR 电诱发听性脑干反应证实蜗神经无法被

刺激，或双侧耳蜗完全未发育，或双耳 Michel 畸形，在上述情形下听觉脑干植入是可能提高听力的唯一方法。

（二）有争议的适应证

1. 唯一听力耳患前庭神经鞘瘤者 对于唯一听力耳患前庭神经鞘瘤患者，通常肿瘤切除较为慎重。但若该前庭神经鞘瘤确需切除，且对侧听觉重建效果不佳，并且蜗神经在肿瘤切除时无法保留，可行患侧听觉脑干植入。不过，目前在这种情况下，通常优先考虑其他方案，如：患侧行立体定向放射治疗；患侧行不伴肿瘤切除的单纯人工耳蜗植入；患侧行保留蜗神经的肿瘤部分切除伴人工耳蜗植入；患侧行颅中窝或乙状窦后等入路的保听肿瘤摘除术（小听神经瘤）等。

2. 听神经病 有文献认为听神经病也是听觉脑干植入的适应证。该疾病的病灶部位多样，但可有正常的耳蜗和完整的蜗神经。因此对于听神经病患者（大部分为儿童），尝试重建听力的步骤仍应依次为：助听器、人工耳蜗植入、听觉脑干植入。

3. 其他内耳病变

（1）严重的窗后型耳硬化症中，颞骨耳囊周围可见骨海绵化低密度病变，同时常伴有耳蜗内骨化，尤以鼓阶明显，可妨碍人工耳蜗植入物电极的植入，因此人工耳蜗植入后效果不佳时可考虑听觉脑干植入。

（2）头部外伤后出现耳囊骨折和蜗神经撕脱可导致患侧全听力损失，但双侧同时波及的情况很罕见。而且，该类患者的颅脑创伤通常较重，需优先处理，且预后不佳。因此若患者外伤恢复，且需要重建听觉，可行听觉脑干植入。

（3）自身免疫性内耳病的患者可发生耳蜗骨化（及时治疗有时会好转），若出现双侧耳蜗完全骨化（罕见），有需要可采用听觉脑干植入。

（4）Von Hippel-Lindau 病通常与能够破坏迷路和颞骨的内淋巴囊肿瘤有关，若双侧迷路破坏，可进行听觉脑干植入。但 Von Hippel-Lindau 病也可通过植入 CI 人工耳蜗而重建听觉。

（三）禁忌证

以下情况不考虑听觉脑干植入。

1. 因上层听觉中枢损伤导致的听力损失。

2. 解剖异常，如第四脑室侧隐窝周围的脉管畸形，影响听觉脑干植入。

3. 患者个体情况差，不能耐受手术。

4. 患者对于手术植入效果有不切实际的期望。

5. 植入物不耐受。

6. 由于多处肿瘤、脑积水和其他可能的不良状况导致的严重医疗状况。

四、听觉脑干植入术前评估、手术流程及并发症处理

听觉脑干植入为有限的患者群体提供了一种重获听力的方法，但目前其听力预后难以预测，且通常比人工耳蜗植入效果差。因此多数患者在有可能的情况下，应优先考虑尝试耳蜗植入，只有在其效果不佳时才进行听觉脑干植入。由于大多数患者听觉脑干植入后只能起到辅助唇读、感知声音的效果，并不足以提供正常

言语交流所需的听觉，因此术前需要准确评估患者本人及其家属对听觉脑干植入的期望值。同时，术前也要完善听力学、影像学、心理学、全麻手术等风险评估。

听觉脑干植入术一般通过扩大迷路入路（extended trans-labyrinthine approach，ETLA）进行，该入路能提供直接通向第四脑室侧隐窝的最佳角度。该入路也适用于听觉脑干植入前的小脑脑桥角肿瘤切除或人工耳蜗植入。此外，乙状窦后入路和颅中窝入路也可用于听觉脑干植入。若采用乙状窦后入路，由于视角问题，需要更加牵拉小脑和绒球才能良好暴露第四脑室侧隐窝。此外，由于多数病例需要先进行人工耳蜗植入的尝试，进而决定是否行听觉脑干植入，因此这类手术一般先以岩骨次全切除入路开始。

听觉脑干植入手术过程中对听觉诱发电位以及三叉神经、面神经、舌咽神经的术中监测至关重要。监测听觉诱发电位能够确认电极植入的是否正确，而对周围脑神经的监测可以明确电极对邻近结构有无刺激。听觉诱发电位如 eABR 监测更多被用来定位蜗神经核（图 7-1-3），是一种辅助定位手段。它的作用是确认听觉脑干植入物是否正确地刺激了蜗神经核。但只要外科医生基于可靠的解剖标准将电极放置于恰当位置，即使 ABR 波完全不存在，听觉脑干植入物也可能有效重建听力。

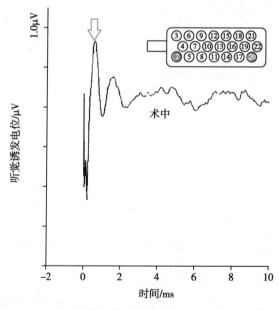

图 7-1-3　听觉脑干植入术中 eABR 监测波形图

听觉脑干植入手术的总体并发症发生率并不比人工耳蜗植入高，即使术中首先摘除前庭神经鞘膜瘤，也并不增加肿瘤切除的手术风险。听觉脑干植入手术偶尔会出现脑出血或脑干损伤这一类较严重的并发症，多由术中止血不彻底引起或是刺激脑干所致。因此该手术需要术者有丰富的颅底外科手术经验。其他常见的并发症是脑脊液漏、电极移位和非听性感觉反应等。

五、听觉脑干植入技术展望

迄今为止，大多数学者都认为听觉脑干植入的听觉重建效果不如人工耳蜗植入，仅为没有人工耳蜗植入指征或植入后效果不佳的患者提供一个选择。

2012 年，法国学者曾报道了两例一侧行人工耳蜗植入，另一侧行听觉脑干植入的患者。在单独听觉脑干植入、单独人工耳蜗植入、一侧人工耳蜗植入对侧听觉脑干植入、带声音对传线路（CI linked to a contralateral routing of sound hearing aid system，CI＋CROS）四种状态下比较了纯音听阈测试、安静或噪声环境下言语识别率（speech discrimination in quiet/noise，SD_q/SD_n）、声源定位测试和生活质量评估。结果发现，纯音听阈测试结果在单独听觉脑干植入时最差，SD_q 在 CI＋CROS 时最佳，声源定位在单独人工耳蜗植入和 CI＋ABI 两个状态下最佳。当噪声在人工耳蜗植入侧时，CI＋ABI 状态下 SD_n 最佳，而噪声在人工耳蜗植入对侧时，CI＋CROS 状态下 SD_n 最佳。后者的生活质量评分亦最高。最终得出结论，CI＋CROS 效果与 CI＋ABI 相仿。

随着现代影像学技术的发展、对疾病认识的深入、相关疾病早期诊断率的提升，不少患者可通过人工耳蜗植入获得一定程度的听觉，因此近年听觉脑干植入的手术量出现了一定的回落，也限制了其发展。

第二节　听觉中脑植入

听觉中脑植入（auditory midbrain implant，AMI）是继听觉脑干植入之后新开发出来的脑深部听觉植入技术。此技术的研发主要始于 2000 年以后，其主要背景是因为相当一部分 NF2 患者在植入 ABI 后的听觉改善并不明显，且 NF2 患者的 ABI 听觉效果比其他原因导致听力损失患者的 ABI 要差。学者分析后认为这可能与肿瘤长期压迫脑干或手术中直接损伤脑干从而损伤了蜗神经核的功能有关。因此，尝试在蜗神经核之上的听觉通路进行听觉植入的方案就此被提出。虽然术中电刺激下丘产生听觉的概念早在 1964 年就有提及，但当时未成功。

德国汉诺威医学院的 Thomas Lanarz，Minoo Lenarz 与 Cochlear 公司的 James Patrick 合作进行了第一代听觉中脑植入的研发。其电极的主要设计与人工耳蜗植入电极相似。他们想通过将电极植入蜗神经核的上一级听觉中枢——下丘（inferior colliculus，IC）的中央核从而使患者获得听觉，这样可以避开可能已经受损的蜗神经核。他们通过与美国密歇根大学的 Hubert Lim 与 David Anderson 的合作，在动物试验中证实了 AMI 的有效性以及安全性。随后他们在 2006 年至 2008 年对 5 例 NF2 患者进行一期临床试验，经过 6 年随访，无一例患者出现严重并发症，而因电刺激导致的轻微感觉与运动异常均可通过关闭相应电极予以解决，从临床上证实 AMI 的安全性。同时，研究发现 NF2 患者 AMI 植入后的唇读与环境声音识别能力较 ABI 植入后略有提高，证实电刺激下丘中央核重建听觉的有效性。但若患者不依靠唇读，其言语识别率仍不理想。

在一期临床试验中，AMI 植入时遇到的一大问题是难以准确定位植入部位。

虽然术前行头颅薄层 CT 以及 MRI 检查有利于术中应用计算机辅助导航进行精确定位，但由于打开硬脑膜后脑干会轻度移位，从而直接影响导航定位精确度。在该临床试验中的 5 例患者中，术后影像学检查发现仅 1 例准确地将电极植入下丘的中央核，其余 4 例均稍有偏差，因此植入电极的定位不准确有可能是效果不理想的原因之一。

为了进一步改进 AMI，上述三家机构再次合作，通过大量尸头解剖改良了手术入路与术中操作，从而更精确地定位下丘。同时他们在第一代电极的基础上增加了 1 根电极，开发出第二代植入电极，进行双电极平行植入（图 7-2-1），并正在进行一期临床试验。

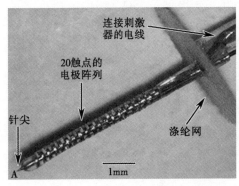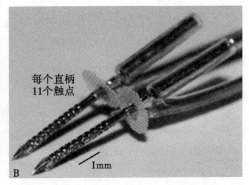

图 7-2-1　两代 AMI 电极
A. 第一代电极　B. 第二代电极

听觉中脑植入目前仍处于起步阶段，仍存在很多问题需要进一步研究与解决，例如术中怎样更加精确定位植入的位置与方向；电极如何设计更加适应下丘中央核的生理结构；怎样进一步优化言语处理策略以及如何减轻电刺激对中脑其他结构的刺激等等。AMI 临床试验的顺利开展对于脑深部听觉植入的未来具有重要意义，因为对于各种原因引起的双耳极重度感音神经性听力损失，当 CI 与 ABI 均无效果时，AMI 可提供了一种新的治疗手段。

（吴　皓）

扫一扫，测一测

参考文献

1. Adunka OF, Pillsbury HC, Adunka MC, et al. Is electric acoustic stimulation better than conventional cochlear implantation for speech perception in quiet?[J]. Otol Neurotol, 2010, 31(7): 1049-1054.

2. Aftab S, Semaan MT, Murray GS, et al. Cochlear implantation outcomes in patients with autoimmune and immune-mediated inner ear disease[J]. Otol Neurotol, 2010, 31(8): 1337-1342.

3. Aristegui M, Denia A. Simultaneous cochlear implantation and translabyrinthine removal of vestibular schwannoma in an only hearing ear: report of two cases (neurofibromatosis type 2 and unilateral vestibular schwannoma)[J]. Otol Neurotol, 2005, 26(2): 205-210.

4. Aschendorff A, Pabst G, Klenzner T, et al. Tinnitus in Cochlear Implant Users: The Freiburg Experience[J]. Int Tinnitus J, 1998, 4(2): 162-164.

5. Ball GR. The vibrant soundbridge: design and development[J]. Adv Otorhinolaryngol, 2010, 69: 1-13. doi: 10.1159/000318516

6. Battmer RD, O'Donoghue GM, Lenarz T. A multicenter study of device failure in European cochlear implant centers[J]. Ear Hear, 2007, 28(2 Suppl): 95s-99s.

7. Bonding P, Jonsson MH, Salomon G. [Bone-anchored hearing aids. Preliminary results][J]. Ugeskr Laeger, 1990, 152(10): 667-670.

8. Boons T, Brokx JP, Frijns JH, et al. Effect of pediatric bilateral cochlear implantation on language development[J]. Arch Pediatr Adolesc Med, 2012, 166(1): 28-34.

9. Boymans M, Goverts ST, Kramer SE, et al. A prospective multi-centre study of the benefits of bilateral hearing aids[J]. Ear Hear, 2008, 29(6): 930-941. doi:

10. Buechner A, Frohne-Buechner C, Boyle P, et al. A high rate n-of-m speech processing strategy for the first generation Clarion cochlear implant[J]. Int J Audiol, 2009, 48(12): 868-875.

11. Chen DA, Backous DD, Arriaga MA, et al. Phase 1 clinical trial results of the Envoy System: a totally implantable middle ear device for sensorineural hearing loss[J]. Otolaryngol Head Neck Surg, 2004, 131(6): 904-916.

12. Cohen NL, Hoffman RA. Complications of cochlear implant surgery in adults and children[J]. Ann Otol Rhinol Laryngol, 1991, 100(9 Pt 1): 708-711.

13. Cohen NL, Hoffman RA, Stroschein M. Medical or surgical complications related to the Nucleus multichannel cochlear implant[J]. Ann Otol Rhinol Laryngol Suppl, 1988, 135: 8-13.

14. Colletti V, Carner M, Miorelli V, et al. Auditory brainstem implant in posttraumatic cochlear nerve avulsion[J]. Audiol Neurootol, 2004, 9(4): 247-255.

15. Colletti V, Shannon R, Carner M, et al. Outcomes in nontumor adults fitted with the auditory brainstem implant: 10 years' experience[J]. Otol Neurotol, 2009, 30(5): 614-618.

16. Colletti V, Shannon RV. Open set speech perception with auditory brainstem implant?[J]. Laryngoscope, 2005, 115(11): 1974-1978.

17. Colletti V, Soli SD, Carner M, et al. Treatment of mixed hearing losses via implantation of a vibratory transducer on the round window[J]. Int J Audiol, 2006, 45(10): 600-608.

18. Dorman MF, Loizou PC, Rainey D. Speech intelligibility as a function of the number of channels of stimulation for signal processors using sine-wave and noise-band outputs[J]. J Acoust Soc Am, 1997, 102(4): 2403-2411.

19. Edgerton BJ, House WF, Hitselberger W. Hearing by cochlear nucleus stimulation in humans[J]. Ann Otol Rhinol Laryngol Suppl, 1982, 91(2 Pt 3): 117-124.

20. Fisch U, Cremers CW, Lenarz T, et al. Clinical experience with the Vibrant Soundbridge implant device[J]. Otol Neurotol, 2001, 22(6): 962-972.

21. Fraysse B, Lavieille JP, Schmerber S, et al. A multicenter study of the Vibrant Soundbridge middle ear implant: early clinical results and experience[J]. Otol Neurotol, 2001, 22(6): 952-961.

22. Frenzel H, Hanke F, Beltrame M, et al. Application of the Vibrant Soundbridge to unilateral osseous atresia cases[J]. Laryngoscope, 2009, 119(1): 67-74.

23. Frenzel H, Sprinzl G, Streitberger C, et al. The Vibrant Soundbridge in Children and Adolescents: Preliminary European Multicenter Results[J]. Otology & Neurotology, 2015, 36(7): 1216-1222.

24. Gantz BJ, Hansen MR, Turner CW, et al. Hybrid 10 clinical trial: preliminary results[J]. Audiol Neurootol, 2009, 14 Suppl 1: 32-38.

25. Gluth MB, Eager KM, Eikelboom RH, et al. Long-term benefit perception, complications, and device malfunction rate of bone-anchored hearing aid implantation for profound unilateral sensorineural hearing loss[J]. Otol Neurotol, 2010, 31(9): 1427-1434.

26. Goode RL, Ball G, Nishihara S, et al. Laser Doppler vibrometer(LDV)--a new clinical tool for the otologist[J]. Am J Otol, 1996, 17(6): 813-822.

27. Grayeli AB, Bouccara D, Kalamarides M, et al. Auditory brainstem implant in bilateral and completely ossified cochleae[J]. Otol Neurotol, 2003, 24(1): 79-82.

28. Grayeli AB, Kalamarides M, Bouccara D, et al. Auditory brainstem implant in neurofibromatosis type 2 and non-neurofibromatosis type 2 patients[J]. Otol Neurotol, 2008, 29(8): 1140-1146.

29. Han D, Liu B, Zhou N, et al. Lexical tone perception with HiResolution and HiResolution 120 sound-processing strategies in pediatric Mandarin-speaking cochlear implant users[J]. Ear Hear, 2009, 30(2): 169-177.

30. Haynes DS, Young JA, Wanna GB, et al. Middle ear implantable hearing devices: an overview[J]. Trends Amplif, 2009, 13(3): 206-214.

31. Hitselberger WE, House WF, Edgerton BJ, et al. Cochlear nucleus implants[J]. Otolaryngol Head Neck Surg, 1984, 92(1): 52-54.

32. Hough JV, Matthews P, Wood MW, et al. Middle ear electromagnetic semi-implantable hearing device: results of the phase II SOUNDTEC direct system clinical trial[J]. Otol Neurotol, 2002, 23(6): 895-903.

33. House JW, Brackmann DE. Tinnitus: surgical treatment[J]. Ciba Found Symp, 1981, 85: 204-216.

34. Huttenbrink KB, Zahnert T, Bornitz M, et al. TORP-vibroplasty: a new alternative for the chronically disabled middle ear[J]. Otol Neurotol, 2008, 29(7): 965-971.

35. Jagannathan J, Lonser RR, Stanger RA, et al. Cochlear implantation for hearing loss associated with bilateral endolymphatic sac tumors in von Hippel-Lindau disease[J]. Otol Neurotol, 2007, 28(7): 927-930.

36. Kalejaiye A, Ansari G, Ortega G, et al. Low surgical complication rates in cochlear implantation for young children less than 1 year of age[J]. Laryngoscope, 2017, 127(3): 720-724.

37. Kelsall DC, Shallop JK, Brammeier TG, et al. Facial nerve stimulation after Nucleus 22-channel cochlear implantation[J]. Am J Otol, 1997, 18(3): 336-341.

38. Kleinjung T, Steffens T, Strutz J, et al. Curing tinnitus with a Cochlear Implant in a patient with unilateral sudden deafness: a case report[J]. Cases J, 2009, 2: 7462.

39. Koch DB, Osberger MJ, Segel P, et al. HiResolution and conventional sound processing in the HiResolution bionic ear: using appropriate outcome measures to assess speech recognition ability[J]. Audiol Neurootol, 2004, 9(4): 214-223.

40. Lammers MJ, Venekamp RP, Grolman W, et al. Bilateral cochlear implantation in children and the impact of the inter-implant interval[J]. Laryngoscope, 2014, 124(4): 993-999.

41. Laszig R, Kuzma J, Seifert V, et al. The Hannover auditory brainstem implant: a multiple-electrode prosthesis[J]. Eur Arch Otorhinolaryngol, 1991, 248(7): 420-421.

42. Leigh JR, Moran M, Hollow R, et al. Evidence-based guidelines for recommending cochlear implantation for postlingually deafened adults[J]. Int J Audiol, 2016, 55 Suppl 2: S3-8.

43. Lim HH, Lenarz T. Auditory midbrain implant: research and development towards a second clinical trial[J]. Hear Res, 2015, 322: 212-223.

44. Loizou PC. Mimicking the human ear[J]. Signal Processing Magazine IEEE, 1998, 15(5): 101-130.

45. Luetje CM, Brackman D, Balkany TJ, et al. Phase Ⅲ clinical trial results with the Vibrant Soundbridge implantable middle ear hearing device: a prospective controlled multicenter study[J]. Otolaryngol Head Neck Surg, 2002, 126(2): 97-107.

46. Macpherson BJ, Elfenbein JL, Schum RL, et al. Thresholds of discomfort in young children[J]. Ear Hear, 1991, 12(3): 184-190.

47. Mahoney MJ, Proctor LA. The use of averaged electrode voltages to assess the function of nucleus internal cochlear implant devices in children[J]. Ear Hear, 1994, 15(2): 177-183.

48. Maier H, Hinze AL, Gerdes T, et al. Long-term results of incus vibroplasty in patients with moderate-to-severe sensorineural hearing loss[J]. Audiol Neurootol, 2015, 20(2): 136-146.

49. Mandala M, Colletti L, Colletti V. Treatment of the atretic ear with round window vibrant soundbridge implantation in infants and children: electrocochleography and audiologic outcomes[J]. Otol Neurotol, 2011, 32(8): 1250-1255.

50. McCreery DB. Cochlear nucleus auditory prostheses[J]. Hear Res, 2008, 242(1-2): 64-73.

51. Merkus P, Di Lella F, Di Trapani G, et al. Indications and contraindications of auditory brainstem implants: systematic review and illustrative cases[J]. Eur Arch Otorhinolaryngol, 2014, 271(1): 3-13.

52. Mertens G, De Bodt M, Van de Heyning P. Evaluation of Long-Term Cochlear Implant Use in Subjects With Acquired Unilateral Profound Hearing Loss: Focus on Binaural Auditory Outcomes[J]. Ear Hear, 2017, 38(1): 117-125.

53. Montandon P. Cochlear Implantation for Infants and Children: Advances[J]. Gut, 1971.

54. Mylanus EA, Rotteveel LJ, Leeuw RL. Congenital malformation of the inner ear and pediatric cochlear implantation[J]. Otol Neurotol, 2004, 25(3): 308-317.

55. Nevison B, Laszig R, Sollmann WP, et al. Results from a European clinical investigation of the Nucleus multichannel auditory brainstem implant[J]. Ear Hear, 2002, 23(3): 170-183.

56. Otto SR, Shannon RV, Wilkinson EP, et al. Audiologic outcomes with the penetrating electrode auditory

brainstem implant[J]. Otol Neurotol, 2008, 29 (8): 1147-1154.

57. Papsin BC. Cochlear implantation in children with anomalous cochleovestibular anatomy[J]. Laryngoscope, 2005, 115 (1 Pt 2 Suppl 106): 1-26.

58. Papsin BC, Gordon KA. Cochlear implants for children with severe-to-profound hearing loss[J]. N Engl J Med, 2007, 357 (23): 2380-2387.

59. Pfingst BE, Franck KH, Xu L, et al. Effects of electrode configuration and place of stimulation on speech perception with cochlear prostheses[J]. J Assoc Res Otolaryngol, 2001, 2 (2): 87-103.

60. Piccirillo E, Hiraumi H, Hamada M, et al. Intraoperative cochlear nerve monitoring in vestibular schwannoma surgery--does it really affect hearing outcome?[J]. Audiol Neurootol, 2008, 13 (1): 58-64.

61. Pires JS, Melo AS, Caiado R, et al. Facial nerve stimulation after cochlear implantation: Our experience in 448 adult patients[J]. Cochlear Implants Int, 2018, 19 (4): 193-197.

62. Rahne T, Plontke SK. Functional Result After Cochlear Implantation in Children and Adults With Single-sided Deafness[J]. Otol Neurotol, 2016, 37 (9): e332-340.

63. Ramsden R, Khwaja S, Green K, et al. Vestibular schwannoma in the only hearing ear: cochlear implant or auditory brainstem implant?[J]. Otol Neurotol, 2005, 26 (2): 261-264.

64. Riss D, Hamzavi JS, Blineder M, et al. FS4, FS4-p, and FSP: a 4-month crossover study of 3 fine structure sound-coding strategies[J]. Ear Hear, 2014, 35 (6): e272-281.

65. Rotteveel LJ, Proops DW, Ramsden RT, et al. Cochlear implantation in 53 patients with otosclerosis: demographics, computed tomographic scanning, surgery, and complications[J]. Otol Neurotol, 2004, 25 (6): 943-952.

66. Rouillon I, Marcolla A, Roux I, et al. Results of cochlear implantation in two children with mutations in the OTOF gene[J]. Int J Pediatr Otorhinolaryngol, 2006, 70 (4): 689-696.

67. Sampaio AL, Araujo MF, Oliveira CA. New criteria of indication and selection of patients to cochlear implant[J]. Int J Otolaryngol, 2011, 2011: 573968.

68. Sanna M, Di Lella F, Guida M, et al. Auditory brainstem implants in NF2 patients: results and review of the literature[J]. Otol Neurotol, 2012, 33 (2): 154-164.

69. Sanna M, Khrais T, Guida M, et al. Auditory brainstem implant in a child with severely ossified cochlea[J]. Laryngoscope, 2006, 116 (9): 1700-1703.

70. Santa Maria PL, Domville-Lewis C, Sucher CM, et al. Hearing preservation surgery for cochlear implantation--hearing and quality of life after 2 years[J]. Otol Neurotol, 2013, 34 (3): 526-531.

71. Schmuziger N, Schimmann F, aWengen D, et al. Long-term assessment after implantation of the Vibrant Soundbridge device[J]. Otol Neurotol, 2006, 27 (2): 183-188.

72. Schwartz MS, Otto SR, Brackmann DE, et al. Use of a multichannel auditory brainstem implant for neurofibromatosis type 2[J]. Stereotact Funct Neurosurg, 2003, 81 (1-4): 110-114.

73. Schwartz MS, Otto SR, Shannon RV, et al. Auditory brainstem implants[J]. Neurotherapeutics, 2008, 5 (1): 128-136.

74. Sennaroglu L, Bajin MD. Classification and Current Management of Inner Ear Malformations[J]. Balkan Med J, 2017, 34 (5): 397-411.

75. Sennaroglu L, Colletti V, Manrique M, et al. Auditory brainstem implantation in children and non-neurofibromatosis type 2 patients: a consensus statement[J]. Otol Neurotol, 2011, 32 (2): 187-191.

76. Sennaroglu L, Saatci I. A new classification for cochleovestibular malformations[J]. Laryngoscope, 2002, 112 (12): 2230-2241.

77. Sennaroglu L, Sarac S, Ergin T. Surgical results of cochlear implantation in malformed cochlea[J]. Otol Neurotol, 2006, 27(5): 615-623.

78. Sennaroglu L, Ziyal I. Auditory brainstem implantation[J]. Auris Nasus Larynx, 2012, 39(5): 439-450.

79. Sennaroglu L, Ziyal I, Atas A, et al. Preliminary results of auditory brainstem implantation in prelingually deaf children with inner ear malformations including severe stenosis of the cochlear aperture and aplasia of the cochlear nerve[J]. Otol Neurotol, 2009, 30(6): 708-715.

80. Shallop JK, Kelsall DC, Caleffe-Schenck N, et al. Application of averaged electrode voltages in the management of cochlear implant patients[J]. Ann Otol Rhinol Laryngol Suppl, 1995, 166: 228-230.

81. Shannon RV, Zeng FG, Kamath V, et al. Speech recognition with primarily temporal cues[J]. Science, 1995, 270(5234): 303-304.

82. Sharma A, Dorman MF, Kral A. The influence of a sensitive period on central auditory development in children with unilateral and bilateral cochlear implants[J]. Hear Res, 2005, 203(1-2): 134-143.

83. Shen JX, Xia YF, Xu ZM, et al. Speech evaluation of partially implantable piezoelectric middle ear implants in vivo[J]. Ear Hear, 2000, 21(4): 275-279.

84. Siegert R, Mattheis S, Kasic J. Fully implantable hearing aids in patients with congenital auricular atresia[J]. Laryngoscope, 2007, 117(2): 336-340.

85. Silverstein H, Atkins J, Thompson JH, Jr., et al. Experience with the SOUNDTEC implantable hearing aid[J]. Otol Neurotol, 2005, 26(2): 211-217.

86. Simmons FB, Mongeon CJ, Lewis WR, et al. ELECTRICAL STIMULATION OF ACOUSTICAL NERVE AND INFERIOR COLLICULUS[J]. Arch Otolaryngol, 1964, 79: 559-568.

87. Sinnathuray AR, Meller R, Cosso M, et al. Cochlear implantation and contralateral auditory brainstem implantation[J]. Otol Neurotol, 2012, 33(6): 963-967.

88. Soman UG, Kan D, Tharpe AM. Rehabilitation and educational considerations for children with cochlear implants[J]. Otolaryngol Clin North Am, 2012, 45(1): 141-153.

89. Stach BA. Clinical Audiology: An Introduction[J]. 2009.

90. Streitberger C, Perotti M, Beltrame MA, et al. Vibrant Soundbridge for hearing restoration after chronic ear surgery[J]. Rev Laryngol Otol Rhinol(Bord), 2009, 130(2): 83-88.

91. Terry B, Kelt RE, Jeyakumar A. Delayed Complications After Cochlear Implantation[J]. JAMA Otolaryngol Head Neck Surg, 2015, 141(11): 1012-1017.

92. Usami S, Moteki H, Suzuki N, et al. Achievement of hearing preservation in the presence of an electrode covering the residual hearing region[J]. Acta Otolaryngol, 2011, 131(4): 405-412.

93. Vashishth A, Fulcheri A, Prasad SC, et al. Cochlear Implantation in Cochlear Ossification: Retrospective Review of Etiologies, Surgical Considerations, and Auditory Outcomes[J]. Otol Neurotol, 2018, 39(1): 17-28.

94. Vermeire K, Van de Heyning P. Binaural hearing after cochlear implantation in subjects with unilateral sensorineural deafness and tinnitus[J]. Audiol Neurootol, 2009, 14(3): 163-171.

95. Vincent C, Zini C, Gandolfi A, et al. Results of the MXM Digisonic auditory brainstem implant clinical trials in Europe[J]. Otol Neurotol, 2002, 23(1): 56-60.

96. Vincenti V, Pasanisi E, Guida M, et al. Hearing rehabilitation in neurofibromatosis type 2 patients: cochlear versus auditory brainstem implantation[J]. Audiol Neurootol, 2008, 13(4): 273-280.

97. Wang JT, Wang AY, Psarros C, et al. Rates of revision and device failure in cochlear implant surgery: a 30-year experience[J]. Laryngoscope, 2014, 124(10): 2393-2399.

98. Wilson BS. Getting a decent（but sparse）signal to the brain for users of cochlear implants[J]. Hear Res，2015，322：24-38.

99. Wilson BS，Finley CC，Lawson DT，et al. Better speech recognition with cochlear implants[J]. Nature，1991，352（6332）：236-238.

100. Wullstein H. Theory and practice of tympanoplasty[J]. Laryngoscope，1956，66（8）：1076-1093.

101. Wullstein HL. Tympanoplasty：the fundamentals of the concept[J]. Clin Otolaryngol Allied Sci，1978，3（4）：431-435.

102. Xu L，Pfingst BE. Relative importance of temporal envelope and fine structure in lexical-tone perception[J]. J Acoust Soc Am，2003，114（6 Pt 1）：3024-3027.

103. Xu L，Tsai Y，Pfingst BE. Features of stimulation affecting tonal-speech perception：implications for cochlear prostheses[J]. J Acoust Soc Am，2002，112（1）：247-258.

104. Yamakami I，Yoshinori H，Saeki N，et al. Hearing preservation and intraoperative auditory brainstem response and cochlear nerve compound action potential monitoring in the removal of small acoustic neurinoma via the retrosigmoid approach[J]. J Neurol Neurosurg Psychiatry，2009，80（2）：218-227.

105. Zeng FG，Rebscher SJ，Fu QJ，et al. Development and evaluation of the Nurotron 26-electrode cochlear implant system[J]. Hear Res，2015，322：188-199.

106. Zenner HP，Leysieffer H，Maassen M，et al. Human studies of a piezoelectric transducer and a microphone for a totally implantable electronic hearing device[J]. Am J Otol，2000，21（2）：196-204.

107. Year 2007 position statement：Principles and guidelines for early hearing detection and intervention programs[J]. Pediatrics，2007，120（4）：898-921.

108. 朱俭，温志波，黄凡衡. 人工耳蜗植入术前的影像学检查 [J]. 临床耳鼻咽喉科杂志，2002，（07）：328-329.

109. 中华耳鼻咽喉头颈外科杂志编辑委员会耳科组，中华医学会耳鼻咽喉头颈外科学分会耳科学组，中华医学会整形外科学分会耳再造学组. 先天性外中耳畸形临床处理策略专家共识 [J]. 中华耳鼻咽喉头颈外科杂志，2015，50（3）：182-186.

110. 中华耳鼻咽喉头颈外科杂志编辑委员会，中华医学会耳鼻咽喉头颈外科学分会，中国残疾人康复协会听力语言康复专业委员会. 人工耳蜗植入工作指南（2013）[J]. 中华耳鼻咽喉头颈外科杂志，2014，49（2）：89-95.

111. 赵守琴，郭继周，夏艳芳，等. 人工中耳在体纯音传输特性的实验研究 [J]. 中华耳鼻咽喉科杂志，2001，36（3）：193-195.

112. 赵守琴，龚树生，韩德民，等. 振动声桥植入二例 [J]. 中华耳鼻咽喉头颈外科杂志，2011，46（7）：576-579.

113. 赵守琴，龚树生，韩德民，等. 振动声桥在先天性耳畸形耳道再闭锁患者中的应用 [J]. 临床耳鼻咽喉头颈外科杂志，2012，26（10）：433-435.

114. 银力，曹永茂，屠文河，等. 多媒体视觉强化测听法在人工耳蜗调试中的应用 [J]. 听力学及言语疾病杂志，2014，22（02）：192-194.

115. 鲜军舫，李永新，满凤媛，等. 人工耳蜗植入术影像学评估体系初探 [J]. 中国耳鼻咽喉头颈外科，2007，（06）：389-392.

116. 郗昕，冀飞，洪梦迪. 人工耳蜗技术报告（Ⅳ）：手术及术后调试 [J]. 中国听力语言康复科学杂志，2006，（04）：22-26.

117. 王斌，魏朝刚，曹克利，等. 同期双侧人工耳蜗植入者言语识别长期效果研究 [J]. 中华耳鼻咽喉头颈外科杂志，2018，53（3）：189-195.

118. 王斌，曹克利，魏朝刚，等. 人工耳蜗植入前电诱发听觉脑干反应测试及其意义 [J]. 中华耳鼻咽喉头颈外科杂志，2016，51（11）：826-831.

119. 孙喜斌. 人工耳蜗植入术后的听力语言康复 [J]. 继续医学教育, 2006,（20）: 44-47.

120. 钱宇虹, 江刚, 郭梦和. 小儿行为测听在人工耳蜗调试中的应用 [J]. 听力学及言语疾病杂志, 2010, 18（05）: 453-455.

121. 龙墨. 小儿人工耳蜗植入术后康复——机构康复和家庭康复模式探讨 [J]. 中国听力语言康复科学杂志, 2008,（3）: 74-76.

122. 刘中林, 刘博, 何海丽, 等. 人工耳蜗植入术前的影像学评估 [J]. 中华放射学杂志, 2006, 40（12）: 1256-1260.

123. 刘建菊, 孙喜斌. 人工耳蜗植入儿童康复效果评估方法述评 [J]. 残疾人研究, 2012,（02）: 39-44.

124. 梁爽, 刘思诗, 李永新, 等. 听力言语康复在人工耳蜗植入术后的应用及效果评估 [J]. 听力学及言语疾病杂志, 2009, 17（01）: 61-63.

125. 李永新, 梁爽, 赵啸天, 等. 耳蜗骨化与人工耳蜗植入 [J]. 中华耳鼻咽喉头颈外科杂志, 2008, 43（7）: 514-518.

126. 郭继周, 汪若峰, 刘莎, 等. 植入式人工中耳听器 -GWⅠ型的研制及动物实验研究 [J]. 耳鼻咽喉头颈外科, 1994,（04）: 237-240.

127. 查洋, 王剑. 协和耳鼻咽喉科完成国内首例经耳蜗圆窗入路声电联合刺激听觉系统植入手术 [J]. 协和医学杂志, 2012, 3（03）: 309.

128. 卜行宽, 倪道凤. 推进中文言语测听材料的标准化和临床应用 [J]. 中华耳科杂志, 2008, 6（1）: 9-10.

129. 梅耶斯 E N. 耳鼻咽喉头颈外科手术学 [M]. 倪道凤, 陶泽璋, 张秋航, 译. 天津: 天津科技翻译出版有限公司, 2017.

130. 桑娜 M, 桑诺丝 H, 曼奇尼 F. 中耳乳突显微外科学 [M]. 李永新, 龚树生, 译. 北京: 北京大学医学出版社, 2013.

131. 韩德民, 许时昂. 听力学基础与临床 [M]. 北京: 科学技术文献出版社, 2005.

132. 韩德民. 人工耳蜗 [M]. 北京: 人民卫生出版社, 2003.

133. 韩东一, 翟所强, 韩维举. 临床听力学 [M]. 北京: 中国协和医科大学出版社, 2008.

134. 黄选兆, 汪吉宝, 孔维佳. 实用耳鼻咽喉头颈外科学 [M]. 2 版. 北京: 人民卫生出版社, 2008.

135. 姜泗长, 顾瑞. 临床听力学 [M]. 北京: 北京医科大学和中国协和医科大学联合出版社, 1999.

136. 李兴启, 王秋菊. 听觉诱发反应及应用 [M]. 北京: 人民军医出版社, 2015.

137. 孙喜斌. 听力语言康复专业教材（第四册）听障儿童康复听力学 [M]. 北京: 新华出版社, 2004

138. 王正敏. 耳显微外科学 [M]. 上海: 上海科技教育出版社, 2004.

索　引

B

| 编程助听器 | programmable hearing aids | 5 |
| 部分植入式人工中耳 | partially implantable-middle ear implant，PI-MEI | 78 |

C

| 穿透式听觉脑干植入 | penetrating auditory brainstem implant，PABI | 100 |

D

单侧感音神经性听力损失	single-sided deafness，SSD	86
镫骨振动成形术	stapes vibroplasty	70
第三窗振动成形术	third window vibroplasty	71
电极束	electrode array	15
动听骨链重建假体	vibrant ossicular reconstructive prothesis，VORP	62

E

耳背式	behind-the-ear，BTE	4
耳道式	in-the-canal，ITC	4
耳模	earmold	4
耳内式	in-the-ear，ITE	4

G

共振峰	formants	17
骨传导	bone conduction	82
骨传导植入装置	bone conduction implant device	82
骨导漂浮质量传感器	bone conduction floating mass transducer，BC-FMT	92
骨导植入体	bone conduction implant，BCI	91
骨锚式助听器	bone anchored hearing aid，BAHA	82
骨桥	bone bridge	90

H

| 盒式 | body worn | 5 |

J

基础频率　fundamental frequency，F_0　19

K

可植入式助听器　implantable hearing aid，IHA　61

M

麦克风　microphone　13
弥补性装置　prosthetic device　4

P

漂浮质量传感器　floating mass transducer，FMT　62

Q

前庭窗振动成形术　vestibular window vibroplasty　70
全植入式人工中耳　totally implantable middle ear implant，TI-MEI　79

R

人工耳蜗　cochlear implant　10
人工耳蜗植入　cochlear implantation，CI　42
人工听觉技术　auditory prostheses technology　1
人工中耳植入　middle ear implant，MEI　61

S

神经反应遥测　neural response telemetry　15
数字式助听器　digital hearing aids　5

T

听觉脑干植入　auditory brainstem implant，ABI　100
听觉言语处理器　audio processor，AP　62
听觉中脑植入　auditory midbrain implant，AMI　105
听力重建　hearing reconstruction　7
同时模拟刺激　simultaneous analog stimulation，SAS　21

W

完全耳道式　completely-in-the-canal，CIC　4
蜗窗振动成形术　cochlear window vibroplasty　70

X

信号对传　contralateral routing of signal，CROS　86

Z

砧骨振动成形术　　　incus vibroplasty　　　70

振动成形术　　　vibroplasty　　　65

振动声桥　　　vibrant soundbridge，VSB　　　61

中枢听觉植入　　　　　　100

主动式骨导植入体　　　active bone conduction implant　　　92

助听器　　　hearing aids　　　4

28